Raymund Krauleidis
BÜROKRANKHEITEN

RAYMUND
KRAULEIDIS

BÜRO KRANKHEITEN

Kekskoma, Vitamin-B-Mangel,
Kundenkontaktallergie –
worunter 30 Millionen Angestellte wirklich leiden

LÜBBE

MIX
Papier aus verantwortungsvollen Quellen
FSC® C014496

Dieser Titel ist auch als E-Book erschienen

Originalausgabe

Textredaktion: Lisa Bitzer
Umschlaggestaltung: Pauline Schimmelpenninck, Büro für Gestaltung, Berlin
Umschlagmotiv: © missbehavior.de
Autorenfoto: Anne Kunz
Fotos im Innenteil: Anne Kunz
Satz: Fotosatz Amann, Aichstetten
Gesetzt aus der Bembo
Druck und Einband: GGP Media GmbH, Pößneck

Printed in Germany
ISBN 978-3-7857-6091-8

5 4 3 2 1

Sie finden uns im Internet unter: www.luebbe.de
Bitte beachten Sie auch: www.lesejury.de

EINLEITUNG

Wer in einem Büro arbeitet, müsste eigentlich ein rundum glücklicher und kerngesunder Mensch sein – ist es ihm (oder ihr) doch vergönnt, selbst an regnerischen Herbst- oder klirrend kalten Wintertagen das wohlige Umfeld eines behaglichen, von Kaffeeduft durchströmten Firmengebäudes nicht verlassen zu müssen. Ein Umstand, von dem so mancher Handwerker, Postbote oder Handelsvertreter nur träumen dürfte.
So weit die Theorie.
In Wahrheit ist der Büroalltag jedoch zu weiten Teilen ein unerbittlicher Kampf gegen cholerische Vorgesetzte, dilettantische Kollegen, stümperhafte IT-Systemadministratoren oder – im schlimmsten Fall – nerviges Kundenpack. Und während Handwerker und Postboten etwas Gutes für die Menschheit tun, arbeitet der gemeine Büroangestellte meist nur für die Tonne. Eine äußerst frustrierende Angelegenheit.
»Krankheit ist für die Trägen ein Fest, denn sie enthebt sie der Arbeit«, wusste bereits der griechische Philosoph Antiphon. Deshalb setzt der gemeine Angestellte nach einigen Jahren im Beruf seine Erfahrung und Kreativität vielfach anderweitig ein – zum Beispiel, um fortwährend neue Ängste, Zwänge, Sorgen, atypische und dysfunktionale, ja sogar kontraintuitive Verhaltensweisen zu entwickeln. Teilweise aus Frust und Langeweile, teilweise, um sich vor echter Arbeit zu drücken, und manchmal auch nur, um den ungeliebten Kollegen und/oder sich selbst die Zeit zwischen Frühstückspause und Feierabend so schwer wie möglich zu machen.
In diesem Buch werden erstmals die wichtigsten Bürokrankheiten zusammengetragen und dargestellt – inklusive ihrer jeweiligen Erscheinungsformen, Symptome und Behandlungsmöglichkeiten: von A wie Absolutismus über M wie Mülltrennungsdefekt bis hin zu Z wie … Ach, schauen Sie einfach selbst!

Doch damit nicht genug. Neben der eigentlichen Bestimmung eines jeden Buchs – dem Lesen zur höheren Erkenntnis und Selbstreflexion – bietet Ihnen dieses spezielle Exemplar eine Vielzahl weiterer Verwendungsmöglichkeiten.
Suchen Sie etwa händeringend nach einem kurzweiligen Spiel für die nächste Firmenfeier? Tragen Sie einfach ausgewählte Krankheiten laut vor, und lassen Sie die anderen raten, welche Kollegen damit gemeint sein könnten. Eine Menge Spaß, fiese Gruppenbildung und unappetitliche Solidaritätsbekundungen sind garantiert!
Oder wollen Sie einem erkrankten Mitarbeiter helfen und ihn zur Wahrung des Firmenfriedens dezent auf sein Büroleiden bzw. die zugehörigen Behandlungsmöglichkeiten hinweisen? Dann legen Sie ihm dieses Buch kommentarlos und an der richtigen Stelle aufgeschlagen auf den Schreibtisch. Es wirkt Wunder.
Natürlich eignen sich die »Bürokrankheiten« aber auch perfekt zur gezielten Selbstdiagnose und Eigenmedikation. Peinliches, demütigendes Getuschel hinter Ihrem Rücken oder feindliche Blicke Ihrer Kollegen gehören damit der Vergangenheit an. Sie sind wieder im Club!
Sollten Sie sich wider Erwarten in keinem der dargestellten Krankheitsbilder wiederfinden, gehören Sie höchstwahrscheinlich zu den absoluten Ausnahmen. Gratulation! Aber freuen Sie sich bitte erst, wenn Sie tatsächlich am Ende des Buchs angelangt sind und alle Krankheiten sorgfältig durchgearbeitet haben.

Unabhängig davon hat es sich in ersten Feldtests bewährt, dieses Werk flächendeckend in Kaffeeküchen und Bürotoiletten auszulegen. Einfach so. In Einzelfällen soll sich der Hygienefaktor danach um bis zu 27,3 % gesteigert haben!
Von einer Verwendung als Kopfstütze während des Büroschlafs oder als Unterlage für wacklige Schreibtische wird hingegen tendenziell eher abgeraten! Insbesondere, falls Sie gerade eine E-Book-Version in den Händen halten sollten …

KRANKHEITSVERZEICHNIS

A

ABSOLUTISMUS

(lat. caesaritis, franz. L'État, c'est moi)

Beschreibung:

Irrglaube, der einzig legitime Nachkomme Ludwigs XIV. zu sein

Verbreitung:

Tritt in hierarchischen Strukturen bevorzugt ab dem mittleren Management mit Ausrichtung nach oben auf. In Vorstandsetagen neben dem *Verbalen Durchfall* die verbreitetste Bürokrankheit.

Symptome:

Herrschsucht, Größenwahn, Paranoia

Diagnose:

Augenscheinlichstes Merkmal des Absolutismus ist die einfältige Rhetorik der Erkrankten. Sie formulieren ihre Sätze ausschließlich im Imperativ und beenden ihre verbalen Befehlsorgien mit Phrasen wie »Basta!«, »Weil ich das sage!«, »So wird's gemacht!« oder »Sie wissen wohl nicht, wen Sie vor sich haben!«.

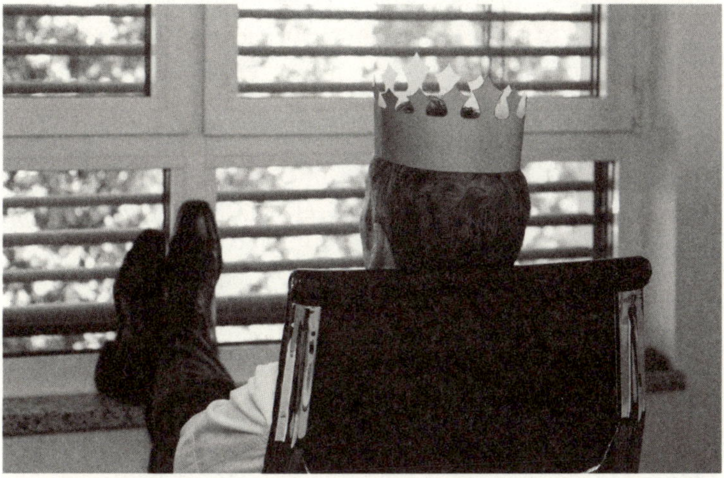

Etwaige Fehlentscheidungen (die zahlreich auftreten) werden anderen in die Schuhe geschoben oder bestenfalls mit lapidaren Kommentaren wie »Ich bin ja schließlich kein Übergott!« abgetan.
Außerhalb des eigenen Büros sind die an Absolutismus erkrankten Individuen oft auch an ihrem Hofstaat zu erkennen (neudeutsch: *Stab* oder *Team*), der sie stets auf Schritt und Tritt verfolgt (siehe auch *Rektale Adulation*).

Gefahren:
Besprechungen, bei denen gleich mehrere an Absolutismus erkrankte Kollegen aufeinandertreffen, sollten – wenn überhaupt – nur mit Ohropax besucht werden.

Verwandte Krankheiten:
Exkulpie, Tyrannei

Behandlungsmöglichkeit:
keine

ÄHM-PATHIE

(lat. lingua stoiberi)

Beschreibung:
Konzentrations- und Sprachstörung, äußert sich durch exzessive Verwendung von verzögernden, in der Länge beliebig variierbaren Diskurspartikeln

Symptome:
Ähm, Ähhh, Hmmmmmmm, Nervosität, Schnappatmung

Ursache:
Fehlende Kompetenz und mangelhaftes Fachwissen

Folgeerscheinungen:

Die Bürokrankheit ist nicht nur dafür verantwortlich, dass »Ähm« (neben »Mahlzeit« und »Morgen«) das am häufigsten verwendete Wort in deutschsprachigen Büros ist. Auch führt die Ähm-Pathie (im süddeutschen Raum mitunter als »Verstoibern« bekannt) vielfach dazu, dass die Zuhörer in Besprechungen »Bullshit-Bingo« spielen, bei dem vorab definierte inhaltsleere Floskeln und Füllwörter in einer Tabelle gesammelt werden, oder Ähm-Strichlisten führen, statt dem Gesagten inhaltlich zu folgen. Teilweise werden dabei sogar firmeninterne Meisterschaften ausgespielt. Der bundesweite Rekord liegt derzeit bei 76 Verzögerungswörtern in einer Minute.

Verwandte Krankheiten:

Hek-Tick

Behandlungsmöglichkeit:

Logop*äh*die

AKADEMIE

(gr. doctoriasis potens)

Beschreibung:

Übersteigerte Zurschaustellung von Namenszusätzen oder Standesbezeichnungen

Verbreitung:

Tritt insbesondere im höheren Management auf. Bestimmte akademische Grade wie »Dr. agr.« und »Dr. phil.« kommen jedoch selbst auf Sachbearbeiterebene oder im Callcenter vor.

A

Symptome:
In den Augen der Erkrankten lässt sich die Gattung des Homo sapiens grundsätzlich in zwei Gruppen einteilen: Primaten und Akademiker. Während Erstere den Begriff »Uni« für einen Farbton halten, haben Akademiker die Menschheit durch hochwissenschaftliche Abhandlungen wie »Die tiefenpsychologische Bedeutung von Serifenschriften in Lohn- und Gehaltsabrechnungen« oder »Heftklammerentferner im Wandel der Zeit – eine historische Betrachtung« einen bedeutenden Schritt nach vorne gebracht.
Deshalb ist es für die Betroffenen völlig legitim, sich bei jeder unpassenden Gelegenheit als Mitglied der »intellektuellen Oberschicht« zu erkennen zu geben. Beispielsweise durch Visitenkarten im DIN-A5-Format oder E-Mail-Signaturen, die im ausgedruckten Zustand eine halbe Seite ausfüllen (»Prof. Dr. Ing. habil. Prof. mult. Dr. Konstantin Ferdinand W. Langowski – Head of International Business Development and Strategic Planning« usw.).

Umgang mit den Erkrankten:
Größte Vorsicht ist bei der persönlichen Ansprache der Betroffenen geboten – insbesondere durch die oben erwähnten Primaten! Teilweise bestehen Infizierte darauf, mit vollem Namen und sämtlichen zur Verfügung stehenden akademischen Graden angesprochen zu werden, in anderen Fällen sind sie etwas bescheidener und finden, »Herr Prof. Dr. Dr.« reiche vollkommen aus.
Achten Sie zudem auf die Details: Tauchen in einem Titel Buchstabenkombinationen wie »h. c.« oder »e. h.« auf, haben Sie es nicht mit einem Akademiker zu tun, sondern lediglich mit einem hundsgewöhnlichen Angeber.

Verwandte Krankheiten:
Fachidiotie, Profineurose

Behandlungsmöglichkeit:
Siehe Labor- und Behandlungsberichte von Karl Theodor Maria Nikolaus Johann Jacob Philipp Franz Joseph Sylvester Freiherr von und zu Guttenberg, Esther Silvana Koch-Mehrin, Pál Schmitt etc.

AKTNE

(gr. papyriasis vulgaris)

Beschreibung:
Innerer Zwang, im Firmengebäude stets mit einem Stapel Akten unterm Arm oder gestapelten Ordnern herumzulaufen

Symptome:
Menschen, die unter Aktne leiden, werden von einem schlechten Gewissen geplagt, wenn sie ihren Arbeitsplatz verlassen. Um dem möglichen Vorwurf der Faulheit entgegenzuwirken, tragen sie deshalb permanent Papierberge durch die Gegend. Hierdurch soll der Schein erweckt werden, sie wären gerade unterwegs zu einer enorm wichtigen Besprechung oder in die Vorstandsetage. In Wahrheit ist ihnen jedoch nur stinklangweilig.

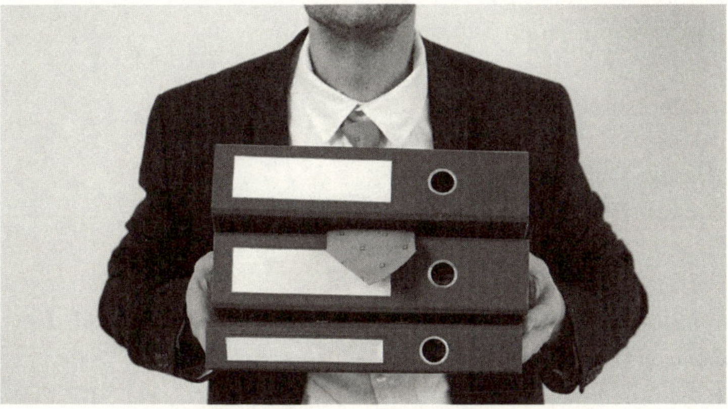

Verlauf:

Während die Betroffenen zu Beginn des Leidens noch großen Wert darauf legen, *welche* Dokumente sie bei sich tragen (bevorzugt Vorstandsprotokolle oder Präsentationen mit dem gut sichtbaren Vermerk »topsecret«), ist es ihnen im fortgeschrittenen Krankheitsverlauf ziemlich egal, was sie gerade von A nach B schleppen. Wenn Ihnen also auf der Toilette ein Kollege mit den ausgedruckten Kantinen-Speiseplänen der vergangenen acht Monate begegnet, ist äußerste Vorsicht angesagt. In besonders hartnäckigen Fällen der Aktne werden die Papierberge sogar am Feierabend mit nach Hause genommen.

Verwandte Krankheiten:

Rush-Aua

Behandlungsmöglichkeit:

Das papierlose Büro

AKW – ABKÜRZUNGSWAHN

(lat. syllapenie, engl. XS)

Beschreibung:

Path. Drang, jeden Sch.dr. abk. zu mü.

Symptome:

Von: FE
An: alle
Betreff: FYI

SgDH,
wir möchten Sie darum bitten, f. QX-Vorgänge künft. ausschl. den Vordr. PD zu verwenden! Form. TJ gilt somit nur noch f. NF-, VB-, UL- u. FiK-Aktivit. der FB FK, SO u. HÜ, die NICHT

über ein CR abgew. werden können (m. Ausn. v. LM- u. AA-Prozessen)! Bei Fr. wenden Sie sich über die SeS (Maske QU) an den f. Sie zust. FU od. CK. EOM.
MfG,
FE

Verwandte Krankheiten:
Fachidiotie, Tastenneurose

Behandlungsmöglichkeit:
Ausschr. d. Wört.

• •

ARBEIT

(lat. malochus extremus)

Beschreibung:
Panikartiges Verfallen in blinden Aktionismus

Verbreitung:
Arbeit ist nicht nur die mit Abstand am weitesten verbreitete Bürokrankheit, sie gilt aufgrund ihrer hohen Ansteckungsgefahr auch als die heimtückischste. Erreger lauern überall: in E-Mail-Postfächern, an Telefonen, in Besprechungen oder auf handgeschriebenen Fresszetteln, um nur einige Beispiele zu nennen. Selbst auf der Toilette ist man vor ihnen nicht gefeit – zumindest nicht, wenn der Abteilungsleiter demonstrativ das benachbarte Pissoir okkupiert und den eigenen gesunden Mittelstrahl mit den Worten »Wo ich Sie gerade sehe …« unterbricht.
Neben der hohen Infektionsgefahr lässt noch ein weiterer Faktor diese Bürokrankheit so bedrohlich werden: Empirische Studien belegen, dass ein akuter Anfall von Arbeit in 96,5 % aller Fälle noch mehr Arbeit nach sich zieht – ein fataler Teufelskreis, dem die Betroffenen oft nur durch das unvermeidlich folgende

Burn-out-Syndrom entkommen können. Bis zur Entwicklung eines entsprechenden Impfstoffes wird deshalb dringend davon abgeraten, mit Arbeitserregern in Berührung zu kommen.

Symptome:
Die Symptome variieren von Fall zu Fall. Während nur leicht mit Arbeit infizierte Menschen lediglich wild auf ihren Tastaturen herumhämmern, kann es in schweren Fällen der Erkrankung zur Erstellung mehrseitiger Word-Dokumente oder PowerPoint-Präsentationen kommen. Aus Indien wird sogar von einem Fall berichtet, wonach ein Infizierter eine 257-spaltige Excel-Tabelle befüllt haben soll. Arbeitsmediziner halten dies jedoch für ein Gerücht.

Verwandte Krankheiten:
Burn-out-Syndrom, Überstundung

Behandlungsmöglichkeit:
Feierabend, Urlaub, Hartz IV, Rente, Exitus letalis

ASAPIE

(lat. tempopenie)

Beschreibung:
Irrglaube, die Bearbeitungsdauer dringlicher Anfragen an Mitarbeiter und Kollegen durch Anwendung der Beschwörungsformel *ASAP* (»as soon as possible«) auf ein Minimum reduzieren zu können

Verbreitung:
Die Krankheit tritt – über alle Hierarchieebenen hinweg – vorwiegend per E-Mail zutage. In selteneren Fällen ist jedoch auch eine verbale Verbreitung möglich.

Symptome:
Leichte Ausprägung: »ASAP« (wenn möglich morgen)
Mittlere Ausprägung: »ASAPst« (heute noch)
Schwere Ausprägung: »am ASAPsten« (gestern)

Umgang mit den Erkrankten:
Zappeln lassen!

Verwandte Krankheiten:
AKW, Denglizismus, Hek-Tick

Behandlungsmöglichkeit:
Geduld, Zeitmaschine

AUFSCHIEBERITIS

(gr. procrastinitis lungis, span. mañana)

Beschreibung:
Fester Wille, unliebsame Aufgaben sofort zu erledigen. Dumm nur, dass immer irgendetwas dazwischenkommt …

Krankheitsverlauf:
8:00 Uhr: Der Erkrankte betritt das Büro mit dem Bestreben, die Budgetplanung für die Jahre 2013 bis 2045 bis spätestens Feierabend fertigzustellen.
08:20 Uhr: Anruf vom Lieblingskollegen. Die Anfrage, wie es mit einer Runde Frühsport am Tischkicker aussähe, wird mit der Begründung, man habe heute enorm viel zu tun, abgelehnt. Der Erkrankte ist stolz auf seine Disziplin.
09:07 Uhr: Nach einem hart umkämpften 10:9-Sieg gegen den Lieblingskollegen öffnet der Erkrankte das Tabellenkalkulationsprogramm und versieht die erste Zelle mit einer Überschrift.
09:08 Uhr: Stressbedingte Verschnaufpause. Plausch mit dem

Kollegen über die aktuelle weltpolitische Lage und den Spielfilm am gestrigen Abend.
10:17 Uhr: Der Erkrankte färbt die Zelle mit der Überschrift grün ein. Seine Arbeitswut wird jedoch unmittelbar darauf von der Frage überlagert, wie wohl gerade das Wetter in Burkina Faso ist bzw. wo Burkina Faso überhaupt liegt. Eine kurze Internetrecherche soll Klarheit verschaffen.
12:02 Uhr: Mittagspause. Der Betroffene schließt den Internetbrowser und entschwindet in Richtung Kantine.
13:15 Uhr: Jetzt aber. Hoch motiviert widmet sich der Erkrankte seiner Budgettabelle …
13:16 Uhr: … bis ihm plötzlich einfällt, dass er ja noch Mutti anrufen wollte.
14:29 Uhr: Kaffeepause.
14:58 Uhr: Der Erkrankte ändert die Schriftart der Überschriftenzeile.
15:00 Uhr: Wichtiger Termin (Abschiedsumtrunk eines Praktikanten aus der Poststelle).
15:33 Uhr: Rückkehr an den Arbeitsplatz. Das Grünzeug hier bräuchte dringend mal wieder ein bisschen Pflege.
15:46 Uhr: Der Erkrankte topft seine Büropflanzen um.
16:32 Uhr: Ein Blick auf die Uhr verrät: Jetzt lohnt es sich auch nicht mehr, mit dem Budget-Kram anzufangen. Dann eben morgen.

Nicht zu verwechseln mit:
Bore-out-Syndrom

Behandlungsmöglichkeit:
Seit mehreren Jahren arbeiten Wissenschaftler mit Hochdruck an einem wirksamen Gegenmittel. Leider kam bislang immer irgendetwas dazwischen.

BEFÖRDERUNGSLETHARGIE

(gr. paralysis praefectus)

B

Beschreibung:

Gravierende Verhaltensänderung nach einem geglückten beruflichen Aufstieg, äußert sich insbesondere durch extreme Inaktivität

Symptome:

Jahrelang haben sie geknechtet, geschuftet, Überstunden geklopft und sich für das Unternehmen förmlich zerrissen. Jetzt haben die (vorwiegend männlichen) Erkrankten ihr Ziel endlich erreicht: Sie sind Abteilungsleiter! Grund genug, einen bis fünf Gänge zurückzuschalten, genüsslich die Beine hochzulegen und alles, was nur annährend mit Arbeit zu tun haben könnte, an die neuen Untergebenen zu delegieren. Schließlich haben sie selbst mittlerweile weitaus wichtigere Dinge zu tun. Zum Beispiel Urlaubsanträge zu unterschreiben oder… oder… Egal, irgendwas wird es sicherlich noch geben.

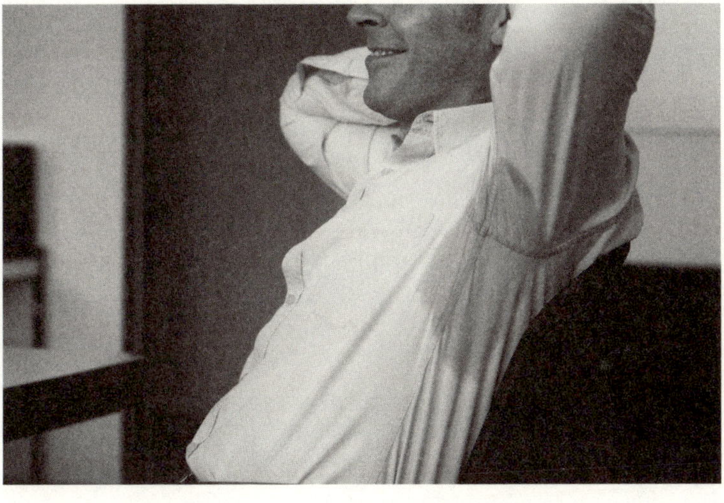

Diagnose:
In Besprechungen sind die Betroffenen primär an ihrer Körperhaltung zu erkennen: Mit hinter dem Kopf verschränkten Händen sowie weit auseinandergespreizten Beinen sitzen sie mit circa einem Meter Abstand zum Konferenztisch da und verfolgen das Geschehen mit gelangweilter Miene. Dass sie hierbei die ekelhaften Schweißränder auf ihren hellblauen Hemden offen zur Schau stellen, stört sie nicht im Geringsten. Im Gegenteil: Diese verdeutlichen, dass sie von nun an in einer Position sind, in der sie es nicht mehr nötig haben, die allgemeinen Regeln des zwischenmenschlichen Miteinanders zu beachten und sich mit lästigen Dingen wie der Körperhygiene beschäftigen zu müssen. Wovon die Erkrankten jedoch genau ins Schwitzen kommen, bleibt wohl für immer ein ungelöstes Bürorätsel.

Verwandte Krankheiten:
Entspannungskopfschmerzen, Fäulnis (äußere), Peter-Plage

Behandlungsmöglichkeit:
Degradierung

BERATERIE

(gr. consultatitis makinsi)

Beschreibung:
Bösartige, durch Unternehmensberater hervorgerufene Viruserkrankung

Verbreitung:
Die Krankheit befällt im Regelfall das ganze Unternehmen.

Krankheitserreger:
Äußerlich sind die an Beraterie erkrankten Virenschleudern nur schwer von Topmanagern zu unterscheiden: Die Männchen tragen stets schwarzen feinen Zwirn nebst modischer Krawatte, die Weibchen dunkle Hosenanzüge. Oft halten sie sich bis spät in die Nacht im Firmengebäude auf, womit sie harte Arbeit suggerieren wollen (vgl. *Aktne*). In ihren Büros stapeln sich leere Red-Bull-Dosen, Pizzakartons und Sushi-Boxen.

Krankheitsverlauf:
Zu Beginn der Krankheit *(Invasionsphase)* tauchen die Beraterie-Viren vorwiegend in kleineren Gruppen und unter dem billigen Vorwand, etwas Gutes tun zu wollen, in der Firma (im Folgenden *Wirt* genannt) auf. Beispielsweise ködern sie Vorstände oder Geschäftsführer damit, arbeitsintensive/unangenehme Aufgaben wie Projektleitungen, Umstrukturierungsmaßnahmen oder Massenentlassungen für sie zu übernehmen. Mit Unterzeichnung des Beratervertrags beginnt die sogenannte *Inkubationsphase*. Hierbei schleusen die Viren unzählige weitere Erreger in die Firma ein, und aus dem vermeintlichen Schnäppchen wird in Windeseile eine schweineteure Infektion.
In den folgenden Wochen *(Krankheitsphase)* sind die Beraterie-Viren hauptsächlich damit beschäftigt, Rechnungen zu schreiben, die Mitarbeiter des Unternehmens zu interviewen und das Ergebnis dieser Befragungen in telefonbuchdicken Memoranden als ihre eigenen Ideen zu verkaufen. Darüber hinaus vertilgen sie Unmengen an italienischem und japanischem Junkfood. Ist das unterwanderte Unternehmen schließlich finanziell ausgeblutet und das Wissen der Mitarbeiter abgeschöpft, verlassen die Viren das Haus und ziehen zu ihrem nächsten Auftraggeber bzw. Wirt weiter *(Überwindungsphase)*. Zur Sicherheit platzieren sie vorher allerdings noch einen ihrer Artgenossen an der Unternehmensspitze – damit dieser neuen Beratungsbedarf anmelden kann, sobald sich die Firma wirtschaftlich wieder ein wenig erholt hat.

Verwandte Krankheiten:
Helfersyndrom, Reorganisie

B

Behandlungsmöglichkeit:
Ohne fremde Hilfe sieht es eher schlecht aus.

BEREICHSEGOISMUS

(lat. bellum interno)

Beschreibung:
Bewusstes Gegeneinanderarbeiten unterschiedlicher Abteilungen und Bereiche, um die jeweiligen Interessen auf Teufel komm raus durchzusetzen

Verbreitung:
Tritt überdurchschnittlich oft in Spartenorganisationen und Profitcentern auf.

Ursachen:
Seit etlichen Jahren hält sich hartnäckig das Gerücht, betriebsinterner Wettbewerb würde die Mitarbeiter zu Höchstleistungen motivieren. Um die Atmosphäre zwischen den einzelnen Abteilungen und Bereichen (vermeintlich) gewinnsteigernd zu vergiften, denken sich Vorstände und Geschäftsführer betroffener Unternehmen deshalb laufend neue Gemeinheiten aus. Besonders beliebt sind hierbei konkurrierende Zielvorgaben. So sollen die Kosten in der Produktion durch den Einsatz von Billigrohstoffen aus Fernost beispielsweise um 50 % reduziert werden, während das Quality Management die Qualität der Produkte um satte 200 % steigern soll. Ein nahezu irrwitziges Unterfangen.

Symptome:
Getreu dem alten Highlander-Motto »Es kann nur einen geben« kommt es im Verlauf dieses Büroleidens regelmäßig zu dramatischen Grabenkämpfen zwischen den wetteifernden Bereichen und Fachgruppen. Von Anfeindungen über gegenseitige Schuldzuweisungen und Verleumdungen bis hin zum heimtückischen Zurückhalten wichtiger Informationen wird dabei keine Schweinerei ausgelassen. Und das, obwohl die Beteiligten bis zum Ausbruch der Krankheit noch per du waren und sich teilweise sogar außerhalb der Arbeitszeit zum fröhlichen Beisammensein getroffen haben. Doch bei Geld hört die Freundschaft bekanntermaßen auf – schließlich erhält die fette Zielprämie nur, wer die strengen Vorgaben für seinen Bereich auch tatsächlich erfüllt.
Nutznießer dieser Erkrankung sind hingegen die Konkurrenzunternehmen. Immerhin müssen sie sich um feindliche Angriffe der infizierten Firma keine Sorgen mehr machen, da das dortige Personal zu 100 % damit beschäftigt ist, sich genüsslich selbst zu zerfleischen.

Verwandte Krankheiten:
Desinformanie, Exkulpie, Lästeritis

Behandlungsmöglichkeit:
Teambildende Maßnahmen

BERMUDA-ECK-ZEM

(lat. morbus verschwindibus)

Beschreibung:
Paranormale Fähigkeit von Schreibtischen, wichtige Unterlagen auf Nimmerwiedersehen verschwinden zu lassen

B

Diagnose:

Befallene Arbeitsflächen sind unter anderem daran zu erkennen, dass ihre Besitzer in wiederkehrender Regelmäßigkeit (bisweilen sogar täglich) Sätze wie »Gestern hatt' ich's doch noch …« oder »Ich bin mir todsicher, dass ich es genau hier hingelegt hatte!« von sich geben.

Ursachen:

Oft wird im Zusammenhang mit dem Bermuda-Eck-Zem von der »Teleportation« gesprochen. Die betroffenen Schriftstücke würden gemäß dieser Theorie dank futuristischer Hilfsmittel plötzlich an einen anderen Ort übermittelt, ohne dass deren Besitzer etwas davon mitbekämen (beispielsweise auf Schreibtische anderer Kollegen oder ans andere Ende der Welt). Kritiker bemängeln allerdings, dass diese Technik – schenkt man der US-amerikanischen Science-Fiction-Fernsehserie »Star Trek« Glauben – erst im 23. Jahrhundert erfunden wird. Da sich auch Poltergeisterscheinungen gemäß neuerer Untersuchungen nahezu ausschließen lassen, vermuten Wissenschaftler, dass das ominöse Verschwinden der betreffenden Gegenstände womöglich mit dem chaotischen Daseinszustand der Schreibtisch-Besitzer zu tun haben könnte, was von diesen allerdings vehement abgestritten wird.

Gelegentlich tauchen die vermissten Papiere (in Fachkreisen auch *X-Akten* genannt) mehrere Wochen später auf wundersame Weise doch wieder auf. Zum Beispiel, wenn die betroffenen Kollegen gerade etwas völlig anderes suchen. Bezüglich ihres zwischenzeitlichen Verbleibs halten sich die Schriftstücke jedoch leider meistens äußerst bedeckt.

Verwandte Krankheiten:

Exkulpie, Messie-Syndrom

Heilungsmöglichkeit:

Ordnung!

BETRIEBSBLINDHEIT

(lat. malum ignorandum)

Beschreibung:

Fehlende Bereitschaft, »altbewährte« Unternehmensabläufe zu überdenken und zu verändern – selbst wenn sie mittlerweile so verkrustet sind wie Omas alter Kochtopf.

Krankheitserreger:

Mitarbeiter mit (zu) langer Betriebszugehörigkeit

Symptome:

»Selbstkritik« ist für die Betroffenen ein Schimpfwort, »Weiterentwicklung« eine moderne Zivilisationskrankheit. Wieso sollte man etwas verändern, was in den letzten fünfzig Jahren perfekt funktioniert hat? Okay, Gründe gäbe es zugegebenermaßen mehr als genug: neue Technologien wie das Internet, veränderte gesetzliche Rahmenbedingungen zum Umweltschutz oder die Tatsache, dass die Prozesse im Unternehmen mittlerweile derart fehlerbehaftet und ineffizient sind, dass es von außen betrachtet fast schon wehtut. Doch von alledem wollen die Erkrankten nichts wissen, schließlich haben sie die Dinge »schon immer so gemacht« – und das soll bitteschön auch in den nächsten hundert Jahren so bleiben.
Die Kognitive Psychologie bezeichnet derartige Verhaltensweisen als *Bestätigungsfehler*: Weil sich die Betroffenen in ihrem vermeintlichen Erfolg bestätigt sehen, fahren sie ihre geistige Flexibilität auf ein Minimum herunter und werden damit Schritt für Schritt intoleranter und starrköpfiger. Im Endstadium der Erkrankung mutieren sie deshalb nicht selten zu regelrechten Kotzbrocken.

Ansteckungsgefahr:

Grundsätzlich gilt: Je mehr Betriebsblinde in einem Unternehmen angestellt sind, desto schneller werden auch neue

B

Mitarbeiter infiziert. Während sie anfangs noch versuchen, mit guten Vorschlägen und wertvollen Tipps gegen die Krankheit anzukämpfen, schlägt die Anfangsmotivation meist noch in der Probezeit in Selbstgefälligkeit, Langeweile und Routine um. Der ideale Nährboden für Betriebsblindheit.

Verwandte Krankheiten:
Büronostalgie, Duckmäusertum, Platzhirscherei

Behandlungsmöglichkeit:
In der Regel tragen Misserfolge oder schlechte Unternehmenszahlen dazu bei, sich intensiver mit der Krankheit auseinanderzusetzen. Oftmals ist es dann aber schon zu spät.

BETRIEBSRATLOSIGKEIT

(lat. consiliopenie)

Beschreibung:
Durch notorische Untätigkeit vieler Arbeitnehmervertreter hervorgerufener Irrglaube, das Unternehmen hätte überhaupt keinen Betriebsrat

Ursachen:
Betriebsräte haben laut Gesetz ganz schön viele Aufgaben. Sie müssen unter anderem dafür Sorge tragen, dass Verordnungen, Tarifverträge etc. zum Wohle der Arbeitnehmer angewendet werden, sich beim Arbeitgeber für die Belange der Belegschaft starkmachen, aufpassen, dass Männlein und Weiblein sowie schutzbedürftige Personen jeglicher Art gleichbehandelt werden, Weiterbildung fördern und sich darüber hinaus noch um die Themen Arbeits- und Umweltschutz kümmern.
In der Wahrnehmung ihrer Kollegen (die sie einst gewählt haben) trinken sie jedoch lediglich mit dem Vorstand Kaffee,

lungern auf Seminaren herum und versuchen ab und an, die Mitarbeiter mit schlecht gestalteten Flyern davon zu überzeugen, dass eine Gewerkschaftsmitgliedschaft eine richtig tolle Sache ist. Der Großteil der Belegschaft verdrängt daher im Laufe der Zeit, dass es in der Firma Betriebsräte gibt.
Eine kleine Minderheit bezeichnet sie indes bei jeder passenden Gelegenheit als »unkündbare Flachpfeifen«, »korruptes Pack« oder »Lustreisende«. Damit tut man ihnen jedoch in 99 % aller Fälle unrecht! Statt sich bestechen zu lassen oder das Wohl der Arbeitnehmer dem der Arbeitgeber unterzuordnen, tun die meisten Betriebsräte nämlich einfach nur das, was sie am besten können: nichts!

Verwandte Krankheiten:
Beförderungslethargie

Behandlungsmöglichkeit:
Spätestens in vier Jahren. Dann stehen die nächsten Betriebsratswahlen an.

BLACKBERRIE

(lat. connectus ergo sum)

Beschreibung:
Wahnvorstellung, das Unternehmen und die eigene Existenz wären im Falle kurzzeitiger Nichterreichbarkeit dem sofortigen Untergang geweiht.

Symptome:
Blackberrie-Patienten sind im Grunde genommen bemitleidenswerte Kreaturen – lassen sie sich doch von einer kleinen elektronischen Flunder unterjochen, die nicht einmal Kaffee kochen, geschweige denn Hemden bügeln kann. Dafür ver-

B

sorgt es sie in Echtzeit mit E-Mails vom Chef, dem aktuellen Wetter sowie dringlichen Kurznachrichten von Mutti (»Hast du frische Socken an?«). Reißt dieser konstante Informationsstrom ab, verlieren die Erkrankten umgehend den Halt: Sie werden abgemahnt, weil sie die nächtlichen Mitteilungen vom Chef plötzlich erst am darauffolgenden Morgen beantworten, wissen nicht, ob sie einen Regenschirm benötigen, und ziehen die Socken vom Vortag versehentlich ein zweites Mal an. Manche finden aufgrund fehlender GPS-Informationen nicht einmal den Weg ins Büro. Dass das Leben ohne konstant stabile 3- bzw. 4G-Verbindung möglich ist, halten die betroffenen Kollegen infolgedessen lediglich für ein Gerücht.

Erscheinungsformen:
Leichte Form: Die betroffenen Kollegen greifen zu ihrem Smartphone, sobald eine neue Nachricht angezeigt wird.
Mittlere Form: Die Erkrankten überprüfen mindestens alle zwei Minuten, ob ihre mobile Kommunikationseinheit noch funktionstüchtig ist. Dabei ist es unerheblich, ob sie sich gerade auf der Toilette, beim heißen Sex mit der neuen Praktikantin oder im Vorstandsmeeting befinden.
Schwere Form: Das Smartphone lässt sich mittlerweile nur noch operativ aus der Handinnenfläche entfernen.

Orthopädische Folgebeschwerden:
Senkkinn, Daumenarthrose

Verwandte Krankheiten:
E-Mail-Defekt

Behandlungsmöglichkeit:
Kalter Entzug mittels digitaler Zwangsaskese (zum Beispiel Umzug in Funkloch-Gebiete wie das Sauerland oder die Schwäbische Alb)

BLEIVERGIFTUNG

(lat. malum plumbum)

B

Beschreibung:

Schwerwiegende Gesundheitsschäden durch exzessives Herumkauen auf bleihaltigen Schreibgeräten, oftmals in Kombination mit Langeweile und Hunger

Folgen:

Magen-Darm-Beschwerden, Kreislaufprobleme, Beeinträchtigung der Fruchtbarkeit. Zudem kommt es bis(s)weilen zu Holzsplitterverletzungen im Mundraum oder irreparablen Kieferdeformationen.

Geschichte:

Da die ersten Hersteller bereits vor rund 350 Jahren damit begonnen haben, das Blei in den gleichnamigen Stiften durch weitaus weniger giftiges Grafit zu ersetzen, verliert diese Büroerkrankung mittlerweile zunehmend an Bedeutung. Nichtsdestotrotz ist es in traditionsreichen Unternehmen oder Amtsstuben nicht auszuschließen, dass sich vereinzelt noch

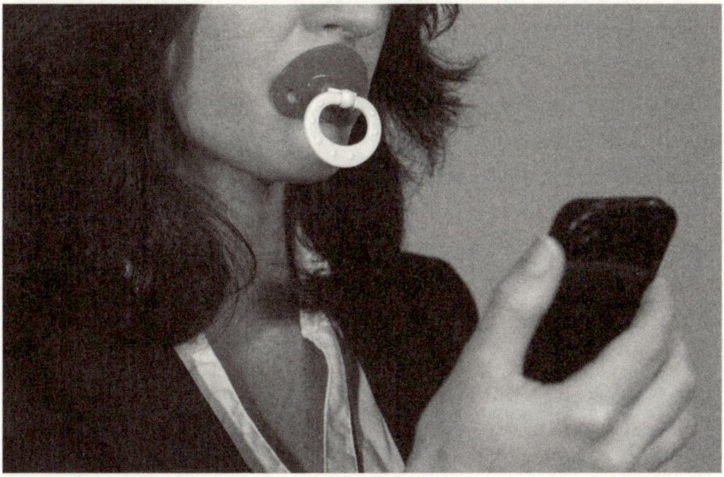

Restbestände der älteren Modelle in den Büroschränken befinden. Diese erkennen Sie – neben dem leicht modrigen Geschmack im Abgang – insbesondere am Aufdruck »Sacrum Romanum Imperium« sowie der eingestanzten Kaiserkrone.

Verwandte Krankheiten:
Klick-Syndrom

Behandlungsmöglichkeit:
Stift raus, Schnuller rein. Im Notfall tut's auch der Daumen.

BORE-OUT-SYNDROM

(lat. morbus boringus)

Beschreibung:
Unfassbar wenig zu tun – im vergangenen Jahrhundert mitunter auch »Langeweile« genannt

Ursachen:
Den ganzen Tag im Internet surfen, die Backgammon-Regeln auffrischen, eine neue Sprache lernen oder mit Freunden chatten und dafür auch noch Geld bekommen? Was für viele Büroangestellte der Normal- bzw. Idealfall ist, geht anderen irgendwann tierisch auf die Nerven. Zum Beispiel, wenn sie am Ende des Internets angelangt sind, die Backgammon-Feinheiten ebenso in- und auswendig können wie sämtliche Sprachen dieser Welt und ihre Freunde ihnen genervt mitteilen, dass sie gerade abartig viel im Job zu tun hätten.
Das Problem der Erkrankten: Sie sind eigentlich hoch motiviert und würden ebenfalls gerne arbeiten. Deshalb hatten sie sich seinerzeit schließlich auf die Stelle beworben. Dass die »abwechslungsreiche und anspruchsvolle Tätigkeit« lediglich daraus besteht, ab und an ein paar bunte Tabellen zu fabri-

zieren oder Belege zu kopieren, bemerkten sie leider erst, als es bereits zu spät war.

B

Krankheitsverlauf:

Hoffnungsphase: Der Erkrankte redet sich ein, dass die aktuelle Flaute an sinnvollen Aufgaben nur ein temporärer Zustand ist. Um nicht den Anschein zu erwecken, er würde sich in dieser Übergangszeit seinen Allerwertesten platt sitzen, widmet er sich privaten Angelegenheiten und tut so, als wäre er beschäftigt. Je nach Ausprägung dauert diese Phase zwischen drei Wochen und drei Jahren.

Frustphase: Die Hoffnung auf Besserung schwindet, Unterforderung und Langeweile kommen auf. Da der Vorgesetzte den Eindruck hat, der Erkrankte wäre voll ausgelastet, sieht er keinen Handlungsbedarf. Erste Jobwechselgedanken machen sich breit. Allerdings fühlt sich der Erkrankte aufgrund des permanenten Nichtstuns viel zu gestresst, um dieses Vorhaben ernsthaft voranzutreiben.

Resignationsphase: Das Desinteresse und die Lethargie des Erkrankten nehmen besorgniserregende Zustände an. Er wirkt gleichgültig, zynisch und hochgradig emotionslos. Das einzige Gefühl, das er ab und an zulässt, ist Neid – zum Beispiel, wenn er von Burn-out-Fällen in seinem Umfeld hört. Während der Betroffene im privaten Bereich sukzessive ungenießbar wird, verbringt er die Zeit im Büro hauptsächlich damit, die Tage bis zur Rente zu zählen. Bei einem Alter von knapp über dreißig eine durchaus tagesfüllende Aufgabe.

Verwandte Krankheiten:

Entspannungskopfschmerzen

Behandlungsmöglichkeit:

Hintern hoch und anderweitig bewerben! Oder wollen Sie die restlichen achttausend Arbeitstage tatsächlich mit langweiligem Nichtstun vergeuden?!

B

BRAINSTORMING

(dt. Ideendisko, süddt. Grübelplausch)

Beschreibung:
Vom US-amerikanischen Autor Alex F. Osborn erfundene Methode zur Ideenfindung und Problemeliminierung, häufig verbunden mit Problemfindung und Ideeneliminierung

Krankheitsverlauf:
Vorbereitungsphase: Willkürlich ausgewählte Kollegen werden in einen engen Besprechungsraum gepfercht. Anschließend werden sie vom Leiter der Runde mit der Fragestellung sowie den Regeln vertraut gemacht. Einzige und wichtigste Regel: Es gibt keine Regeln.
Ideenfindungsphase: Alle Anwesenden schreiben das, was ihnen gerade einfällt, auf bunte Pappkärtchen – zum Beispiel »Bielefeld«, »Drehmomentschlüssel« oder »Tüpfelsumpfhuhn«. Um das Lösungsfeld und den Betrachtungswinkel zu vergrößern, ist es wichtig, dass die Begrifflichkeiten so wenig wie möglich mit dem eigentlichen Thema zu tun haben.
Bewertungsphase: Die bunten Kärtchen werden an eine Metaplanwand geheftet (Vorsicht: Verletzungsgefahr durch den gemeinen *Zweckenbiss*!) und zur Diskussion gestellt. Dabei findet jeder grundsätzlich seine Beiträge am schönsten und versucht, die Begriffe der anderen möglichst schlechtzureden. Es kommt zu kleineren Wortgefechten.
Schlussphase: Der Leiter der Runde versucht, die laut streitende Meute zu besänftigen, bedankt sich für die »vielen tollen Einfälle« und erklärt die Lösungsansatzsammlungsgenerierung aus Gründen der Betriebssicherheit für beendet.

Wissenschaftliche Beurteilung:
Niederländische Sozialpsychologen haben im Jahr 2009 herausgefunden, dass allein nachdenkende Menschen bedeutend mehr und weitaus kreativere Ideen zustande bringen als Brain-

storming-Runden. Dass diese Methode dennoch regelmäßig und flächendeckend zum Einsatz kommt, könnte daran liegen, dass Kreativität in vielen Unternehmen einfach nicht gefragt ist.

Verwandte Krankheiten:
Kekskoma, Verbaler Durchfall

Behandlungsmöglichkeit:
Ringelschwanztaube

BUCHHALTERNASE

(lat. perscriptose curiosa)

Beschreibung:
Zweifelhaftes Talent vieler Buchhalter, die Kollegen aus anderen Bereichen mit dämlichen Rückfragen zur Weißglut zu bringen

Symptome:
Buchhalter sind merkwürdige Zeitgenossen. Sie verschanzen sich an ihren Arbeitsplätzen hinter meterhohen Papierbergen, zählen in der Mittagspause Hülsenfrüchte und stecken ihre Buchhalternasen fortwährend in Dinge, die sie nichts angehen. So wollen sie etwa wissen, wo irgendwelche Original-Rechnungen abgeblieben sind, was sich hinter der Position »Minibar und Pay-TV« (326,80 Euro netto) auf der letzten Reisekostenabrechnung verbirgt oder mit welcher Auftragsnummer das »Wellness-Wochenende in Marbella« (zwei Personen, 1276,00 Euro brutto) verbucht werden soll.
Verweigern ihnen ihre »Opfer« die gewünschten Antworten, drohen sie umgehend mit der internen Revision.

Umgang mit den Erkrankten:
Da der Buchhalter gemeinhin als ironieresistent gilt, raten Arbeitsmediziner zu Antworten wie: »*Wellness-Wochenende in Marbella* ist der Deckname eines Geheimprojekts! Wenn ich Ihnen mehr darüber erzähle, muss ich Sie leider auf der Stelle erschießen.«

B

Verwandte Krankheiten:
Korinthenkackerei

Behandlungsmöglichkeit:
Schenken Sie dem Erkrankten ein großes Glas Erbsen oder Bohnen. Dann ist wenigstens für ein paar Stunden Ruhe.

BURN-OUT-SYNDROM

(lat. morbus fatigatus)

Beschreibung:
Unfassbar viel zu tun – im vergangenen Jahrhundert mitunter auch *Stress* genannt

Verbreitung:
Klassische Männerkrankheit

Symptome:
Erschöpfung, Gleichgültigkeit, hochgradige Ineffizienz, innere Leere, Zynismus

Gesellschaftliche Bedeutung:
Burn-out ist das ADHS des großen Mannes – zumindest, wenn es um das Thema »Modeerscheinung« geht. Wer selbst noch nie von dieser Krankheit betroffen war oder nicht zumindest jemanden kennt, der unter Burn-out leidet, gilt in

manchen Kreisen fast schon als antiquiertes Weichei. Oder als Faulpelz.

B

Experten streiten weiterhin darüber, wodurch genau sich Burn-out von einer Depression unterscheidet. Klar ist: »Ich hab tierischen Burn-out-Stress« klingt besser als »Ich bin voll depressiv und innerlich ganz traurig«. Deshalb lieben insbesondere Männer die Krankheit so sehr.

Die Diagnose Burn-out bringt für die Betroffenen gleich mehrere Vorteile mit sich: Zum einen stehen sie vor ihren Kollegen und Vorgesetzten als wahnsinnig tolle Hechte da, zum anderen haben sie aufgrund der damit einhergehenden Krankschreibung endlich mal genügend Zeit, um das Häuschen zu renovieren, sich intensiv um den Nebenjob zu kümmern, ihre Memoiren zu schreiben oder etwaigen Hobbys nachzugehen. Also das zu tun, was ihnen *wirklich* Freude bereitet.

Denn mal ehrlich: Was soll so wahnsinnig erfüllend und euphorisierend daran sein, in einem fensterlosen Büro zu sitzen, sich von Vorgesetzten schikanieren zu lassen, sinnlose Excel-Tabellen zu pflegen, mieses Kantinenessen zu verdauen und täglich in die frustrierten Gesichter seiner Kollegen glotzen zu müssen? Burn-out ist der ganz normale Spiegel einer Angestelltenkultur, in der die Arbeit dreißig Jahre lang mehr Last als Lust ist. Oder haben Sie jemals davon gehört, dass ein Geigenbauer oder ein Rosenzüchter unter Burn-out leidet?

Verwandte Krankheiten:
Arbeit, Bore-out-Syndrom

Behandlungsmöglichkeit:
Nicht immer alles so ernst nehmen – zumindest, wenn es um das Thema »Büro« geht …

B

BÜROAMNESIE

(lat. dementia labori)

Beschreibung:

Form der Gedächtnisstörung für zeitliche oder inhaltliche Erinnerungen

Symptome:

Häufig verwendete Sätze der Erkrankten sind: »Das hab ich so nie gesagt!«, »Sie haben mir keine Mail geschickt!« oder »Wir haben uns heute noch gar nicht gesehen!«. In Wahrheit haben sie es jedoch exakt so formuliert, die E-Mail längst gelesen und dem betreffenden Kollegen vor fünf Minuten bereits zum dritten Mal an diesem Tag einen »Guten Morgen« gewünscht. Besonders problematisch wird es, wenn zur Büroamnesie noch das »Heute-so-morgen-so-Virus« hinzukommt. Dann bestreitet der Erkrankte nicht nur, am Vortag gesagt zu haben, dass er das Deckblatt des aktuellen Geschäftsberichts gerne in der Farbe Grün haben will, sondern möchte es plötzlich auch noch in Rot. Dies kann sich allerdings am nächsten Arbeitstag schon wieder ändern.

Es bringt übrigens nichts, sich derartige Details von den erkrankten Kollegen schriftlich oder per E-Mail bestätigen zu lassen. Im Zweifelsfall bestreiten sie, die Nachricht selbst verfasst zu haben, und bezichtigen Sie anschließend des hinterlistigen Fälschens von Dokumenten.

Umgang mit den Erkrankten:

Bekommen Sie von einem erkrankten Kollegen dringliche To-Dos aufgetragen, unternehmen Sie am besten erst einmal gar nichts. In den meisten Fällen hat er in zwei Stunden eh schon wieder vergessen, dass er etwas von Ihnen wollte.

Verwandte Krankheiten:

Dumenz, Kollegenamnesie

Behandlungsmöglichkeit:
Weniger Alkohol, mehr Schlaf

B

BÜROKRATIE

(lat. frustratio formalis)

Beschreibung:
Organisatorischer und administrativer Wildwuchs

Verbreitung:
Tritt bevorzugt in der öffentlichen Verwaltung, teilweise aber auch in größeren privatwirtschaftlichen Unternehmen auf.

Ursachen:
Der britische Soziologe Cyril Northcote Parkinson entlarvte die Hauptgründe für diese zeitlose Bürokrankheit bereits vor über fünfzig Jahren:

1.) Jeder Angestellte (bzw. Beamte) wünscht die Zahl seiner Untergebenen, nicht jedoch die Zahl seiner Rivalen zu vergrößern.
2.) Angestellte (bzw. Beamte) schaffen sich gegenseitig Arbeit.

Anders formuliert: Immer mehr Vorgesetzte stellen immer mehr Untergebene ein, damit sie ihre Macht in der jeweiligen Organisation sichern – und das, ohne dass tatsächlich mehr »echte« Aufgaben vorhanden sind.
Um die Zeitspanne von 8 bis 17 Uhr (bzw. in der öffentlichen Verwaltung von 9 bis 15 Uhr) dennoch irgendwie mit arbeitsähnlichen Tätigkeiten zu füllen, beschäftigen sich die überflüssigen Mitarbeiter bevorzugt mit sich selbst oder versuchen, ihren Kunden (im öffentlichen Dienst »Bittsteller« genannt) das Leben so schwer wie möglich zu machen.

Symptome:
Kleinkarierte Vorschriften, überflüssige Formulare, sinnlose Richtlinien, unendliche Durchlaufzeiten

Verwandte Krankheiten:
Korinthenkackerei, Listenwahn

Behandlungsmöglichkeit:
Siehe Vordruck XB.fd27.z: »Informeller Antrag auf temporäre Annullierung von Standardgeschäftsprozessen – ›kleiner Dienstweg‹ (kDW)«. Durchschnittliche Bearbeitungsdauer: ca. 6–8 Wochen

BÜRONOSTALGIE

(lat. officiose antiqua)

Beschreibung:
Konsequente Ablehnung moderner Bürohilfs- und Kommunikationsmittel

Verbreitung:
Tritt vermehrt bei Mitarbeitern über sechzig auf.

Symptome:
Computer sind Teufelszeug – denken zumindest die an Büronostalgie erkrankten Kollegen. Deshalb verweigern sie sich standhaft sämtlichen technischen Neuerungen seit den späten Achtzigerjahren. Ihr Textverarbeitungsprogramm heißt »Triumph-Adler Gabriele«, ihr PowerPoint »Buntstift«, und Tabellenkalkulationen führen sie nach wie vor mit Kugelschreiber, einem Lineal sowie dem guten alten Tischrechner aus. »Das papierlose Büro« hält der Büronostalgiker ebenso wie das »schnurlose Telefon« für einen Widerspruch in sich.

Diagnose:
Äußerlich sind die Erkrankten in erster Linie an ihren Fingerkuppen auszumachen, die durch regelmäßiges Hantieren mit Kohlepapier oft eine leicht schwärzliche Verfärbung aufweisen. Bürounterhaltungen beginnen sie gerne mit den Worten »früher« oder »damals«.

Positive Aspekte der Krankheit:
Einer der wenigen Vorteile der Büronostalgie liegt darin, dass die Betroffenen selbst bei Netzwerkproblemen und Stromausfällen imstande sind, ihren Aufgaben pflichtbewusst nachzugehen. In Phasen ohne technische Probleme (also in etwa 99,6 % der zur Verfügung stehenden Arbeitszeit) lässt ihre Effizienz hingegen eher zu wünschen übrig.

Verwandte Krankheiten:
Betriebsblindheit, Technische Legasthenie

Behandlungsmöglichkeit:
Rente

BÜROZUCKER

(lat. diabetes ministeri, engl. jieper)

Beschreibung:
Ganztägige, durch unkontrollierten Dauernaschzwang hervorgerufene Überzuckerung

Ansteckungsquellen:
Krankheitserreger lauern an fast jeder Ecke: in der eigenen Schreibtischschublade, dem abteilungsinternen Naschteller im Druckerraum oder in den diversen Ober- und Unterschränken der Abteilungsküche. Von bürointernen Feierlichkeiten

B

jeglicher Art einmal ganz zu schweigen. Oft verstecken sich die Erreger hinter harmlos klingenden Namen wie »Twix«, »Bounty«, »Mars« oder »Snickers«.

Krankheitsverlauf:

Der am Vorabend fest gefasste Vorsatz, ab heute abstinent zu leben, hält immerhin den kompletten Weg von der Tiefgarage bis zum hell erleuchteten Süßigkeiten-Automaten im Eingangsbereich. Dort versorgen sich die Erkrankten mit einem Kinderriegel – immerhin ist der ja gesund und ergänzt den von zuhause mitgebrachten Gemüseteller um eine »extra Portion Milch«.

Am Arbeitsplatz angekommen, überlegen die Betroffenen kurze Zeit und 120 Kilokalorien später, was denn dringend ausgedruckt werden muss. In Ermangelung einer sinnvollen Alternative entscheiden sie sich schließlich für den aktuellen Aldi-Newsletter (unter anderem im Angebot: Fruchtgummi-Mix, sortiert für 0,89 Euro) und entdecken beim Abholen rein zufällig den soeben von der Sekretärin frisch aufgefüllten Naschteller im Druckerraum.

Kurz vor der Mittagspause sowie unzählige Druckaufträge später macht sich ein erstes Völlegefühl breit. Der Erkrankte beschließt, standhaft zu bleiben und auf ein Dessert zu verzichten. Ein kleines Eis geht allerdings immer …

Nachmittags reißt er sich, so gut es geht, zusammen: ein Stück Schwarzwälder Kirschtorte auf der Geburtstagsfeier der netten Mitarbeiterin aus dem Vertrieb, ein Hanuta, das er in der Schreibtischschublade entdeckt hat, sowie ein XXL-Becher Schokopudding, den wohl irgendjemand im Kühlschrank der Etagenküche vergessen haben muss – dem am Deckel angebrachten Klebezettel zufolge ein Kollege namens »FINGER WEG!«. Das mitgebrachte Gemüse landet (mittlerweile ein wenig verschrumpelt) gegen 17 Uhr im Papierkorb.

Symptome:
Starker Durst, Gewichtszunahme, Verdauungsprobleme. Am Abend liegt der Erkrankte mit einer Packung Chips im Arm lethargisch auf seiner Couch und nimmt sich vor, ab morgen strenge Diät zu halten.

Verwandte Krankheiten:
Kekskoma, Feierzwang, Raupe-Nimmersatt-Syndrom

Behandlungsmöglichkeit:
Magenverkleinerung

C

CC-FLIEGE

(gr. carbonitis copiae)

Beschreibung:
Insektenart aus der Familie der Outlook-Schlüpfer; überträgt unter anderem die gefürchtete *Mailpetzsucht*

Symptome:
Zügellose Verwendung der Kopie- (»CC«) bzw. Blindkopiefunktion (»BCC«) in der elektronischen Korrespondenz

Erscheinungsformen:

Leichte Form:
Von: Marik Maier (Marketing)
An: Holger Huber (Vertrieb)
CC: Dr. Peter Paulsen (Bereichsleiter Vertrieb)

Betreff: Grammatik

Hallo Holger,
leider ist dir in deiner letzten Nachricht an mich ein kleiner Lapsus unterlaufen: Statt »wegen dem Idiot Herr Dr. Paulsen«

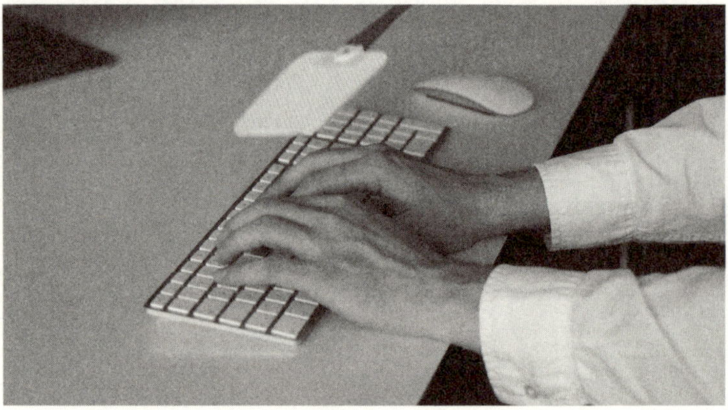

müsste es korrekterweise »wegen des Idioten …« heißen (Genetiv!). Ich dachte, ich sag's dir einfach mal – ohne gleich ein Riesenfass aufzumachen …
LG,
Marik

Mittlere Form:
Von: Karla Kowalski (Kreditorenbuchhaltung)
An: Lars Lohmann (Controlling)
CC: Friedhelm Franke (Wirtschaftsprüfer), Vorstand Gesamt

Betreff: Rückfrage

Sehr geehrter Herr Lohmann,
was meinten Sie vorhin mit »bewusst geschönte Zahlen« eigentlich genau?
MfG,
Kowalski

Schwere Form:
Von: Daniela Döring (Marketing)
An: Barbara Braun (Marketing)
BCC: Alle Mitarbeiter

Betreff: RE: Vertrauliche News

Hi Babsi,
klar bleibt dein süßes Geheimnis unter uns! Weiß man schon, wer der Vater ist?
Verschwiegene Grüße,
Dani

Verwandte Krankheiten:
PDFilie

Behandlungsmöglichkeit:
Fliegenklatsche

C

CHARTWAHN

(engl. management by picture-book)

Beschreibung:
Unvermögen, Dinge ohne Balken-, Linien- oder Kreisdiagramme zu verstehen

Verbreitung:
Der Chartwahn tritt fast ausschließlich im höheren Management bzw. auf Geschäftsführer- oder Vorstandsebene auf.

Symptome:
Es ist ein Rätsel, wie es die an dieser Bürokrankheit Leidenden beruflich so weit bringen konnten. Sind sie doch unfähig, selbst einfachste Zusammenhänge im Zahlenraum bis 100 zu begreifen – zumindest, wenn diese nicht von einem ihrer Untergebenen in mühevoller Kleinarbeit grafisch aufbereitet wurden.

Typische Konversationen mit den Erkrankten laufen in etwa so ab:

Mitarbeiter:
»Die Umsätze verteilen sich zu jeweils 50 % auf unsere beiden Hauptproduktgruppen …«

Erkrankter:
»Verschonen Sie mich mit Details! Was heißt das in Balken?«

Mitarbeiter:
»Stellen Sie sich einfach zwei Balken vor, die gleich hoch sind!«

Erkrankter:
»Und in welcher Farbe?«

Mitarbeiter:
»Egal – sagen wir blau und gelb ...«
Erkrankter:
»Nee, gelb mag ich nicht!«
Mitarbeiter:
»Dann eben blau und grün.«
Erkrankter:
»Wieso jetzt auf einmal grün? Ich habe so langsam den Eindruck, Sie sind mit Ihren Aufgaben heillos überfordert! Ab morgen sitzen Sie in der Poststelle.«

Umgang mit den Erkrankten:
Betreten Sie niemals ohne eine (mindestens) zwanzigseitige bunt bebilderte PowerPoint-Präsentation das Büro eines Erkrankten! Der Inhalt spielt dabei, wenn überhaupt, eine untergeordnete Rolle.

Verwandte Krankheiten:
PowerPain

Behandlungsmöglichkeit:
Malen nach Zahlen

CHOLERIE

(lat. inflammatio rubens)

Beschreibung:
Ungesunde Gesichtsverfärbung beim Anbrüllen von Kollegen, Untergebenen, Einrichtungsgegenständen oder technischem Büroequipment

C

Verbreitung:
Tritt bevorzugt bei Mitarbeitern mit Führungsverantwortung auf. Menschen, die an Cholerie leiden, werden in der Medizin als willensstark, furchtlos und entschlossen beschrieben. In der Wahrnehmung ihrer Kollegen sind sie hingegen einfach nur jähzornige Psychos.

Symptome:
Der errötete Teint der Erkrankten hält sich – aus mannigfaltigen Gründen – von Arbeitsbeginn bis Feierabend. Zunächst wird am Morgen die Kaffeemaschine angebrüllt, weil sie wieder einmal nur wässrige Plörre produziert. Anschließend ist der Rechner dran, der viel zu langsam bootet, ehe der Erkrankte aus nicht nachvollziehbaren Motiven plötzlich lautstark seinen Schreibtischstuhl zu verfluchen beginnt.
Am liebsten lässt der Cholerie-Patient seine latent vorhandene Wut jedoch an Untergebenen aus, wobei er vielfach auf die folgenden Fragen zurückgreift: »Was stehen Sie hier so dämlich rum?«, »Haben Sie keine Augen im Kopf?« oder »Ist die verdammte Präsentation etwa immer noch nicht fertig?«. Statt mit den jeweiligen Namen spricht er seinen Mitarbeiter dabei bevorzugt mit »Dilettant«, »Flachpfeife« oder »Dünnbrettbohrer« an. In der firmeninternen Beliebtheitsskala rangieren die Betroffenen deswegen auf einem den hinteren Ränge – irgendwo zwischen dem permanent defekten Etagendrucker und Fred, der Bürospinne.
Auf dem Heimweg entspannt sich der Choleriker gerne mit Death-Metal-Musik oder dem grundlosen Anpöbeln und -hupen anderer Verkehrsteilnehmer.

Verwandte Krankheiten:
Absolutismus, Hek-Tick

Behandlungsmöglichkeit:
Autogenes Training, Betablocker

CUMTEMPORIASIS

(dt. Bahn-Syndrom)

Beschreibung:
Notorisches Zuspätkommen zu Terminen, Besprechungen, Konferenzen etc.

C

Symptome:
Eins muss man den Erkrankten zugutehalten: Sie nutzen das akademische Viertel (auch *cum tempore* genannt) derart verlässlich aus, dass man fast schon die Uhr danach stellen könnte. Nur dumm, dass die restlichen Besprechungsteilnehmer *sine tempore* – also pünktlich – erschienen sind und sich die Wartezeit derweil mit Small Talk, der Verbreitung neuer Firmengerüchte oder dem Konsum von trockenem Sitzungsgebäck vertreiben müssen.
Pro Meeting entsteht dem Unternehmen dabei – je nach Anzahl pünktlicher Teilnehmer und durchschnittlichem Stundensatz – ein wirtschaftlicher Schaden zwischen 50 bis 100 Euro. Im Laufe eines Arbeitsjahres kommen somit locker fünf- bis sechsstellige Beträge zusammen – die Kekse nicht eingerechnet.
Doch das ist den Erkrankten ziemlich egal. Sie sitzen das akademische Viertel konsequent in ihren Büros aus. Pünktliches Erscheinen ist in ihren Augen nichts anderes als eine öffentliche Zurschaustellung immenser Unausgelastetheit. Betreten sie dann endlich unter großem Jubel des Auditoriums das Sitzungszimmer, legen sie demonstrativ einen gestressten Gesichtsausdruck an den Tag, entschuldigen sich nicht und spielen für den Rest des Meetings an ihren Smartphones herum.

Verwandte Krankheiten:
Blackberrie, Kekskoma

Behandlungsmöglichkeit:
Den Wecker fünfzehn Minuten früher stellen

DENGLIZISMUS

(lat. lingua ridicula, gr. logórrhoia britannica)

D

Beschreibung:
Sukzessive Substitution der eigenen Muttersprache durch verworrenes Kauderwelsch

Symptome:
From: Project Office
To: Members

Subject: Present state of things

Hi all,
ich bin so excited! Der Chief Executive Officer hat unseren Draft completely gegreenlighted! Zwar musste ich zwischendurch ein paar Slides skippen, um ihn nicht totally zu confusen, however: das Projekt ist gesafet!
Besides that habe ich mich mit dem CEO darauf committed, die next steps möglichst near-term zu schedulen, um eventuelle Bottlenecks zu preventen. Dies hat natürlich impact auf die entsprechende Purchase Decision, die deshalb als »Top Action Item« auf der To-Do-List getagged wurde. Selbige kann by the way ab sofort vom Project Folder downgeloadet werden.
But: Es gibt leider auch bad news! Das nächste Get-Together muss kurzfristig offgecallt werden, da einige von euch aufgrund des Annual Strategy Workshops nächste Woche leider temporarily out of office sind.
Ich bin convinced, dass wir die Deadline für das Handover mit der entsprechenden Manpower dennoch smoothly maintainen (wenn nicht sogar overachieven), und erwarte von jedem Member vollstes Commitment für das Big Picture sowie die damit einhergehenden Quick Wins – und zwar Double Twenty-Four!
Ich hoffe, ich habe mich klar und verständlich ausgedrückt.

Best regards, Klaus-Rüdiger Schmitz
(Project Manager)
PS: Wer von euch hat mir das German Dictionary auf den work desk gelegt und chiefly wherefore???

D

Verwandte Krankheiten:
AKW, ASAPie, Verbaler Durchfall

Behandlungsmöglichkeit:
Mit gutem Beispiel voran ging Verkehrsminister Peter Ramsauer im Jahr 2010: Er erteilte seinen Mitarbeitern ein striktes Denglisch-Verbot. Blöderweise konnte der Traffic auf Deutschlands Straßen dadurch aber nicht reduziert werden – dafür heißt er jetzt wieder anders …

DESINFORMANIE

(gr. habitiasis secretis, ital. tattica del salame)

Beschreibung:
Bewusstes Zurückhalten von Wissen, um die eigene Macht im Unternehmen zu stärken bzw. die der Kollegen zu schwächen

Symptome:
Für gewöhnlich sind die Erkrankten daran zu erkennen, dass sie fast schon inflationär mit Begriffen wie »Offenheit«, »Vertrauen« oder »Ehrlichkeit« um sich werfen – Verhaltensweisen, die sie insbesondere von ihren Kollegen einfordern. Sie selbst nehmen es mit dem Ausleben der genannten Werte hingegen eher locker. So wird mal eben einem Kollegen nicht mitgeteilt, dass er dringend den Vorstand zurückrufen soll, die Dokumentation der hochkomplexen Spezialsoftware nicht an die anderen weitergeleitet oder dem neuen Mitarbeiter bei der Einarbeitung nur die Hälfte erzählt.

Kommt die Wahrheit versehentlich ans Licht, haben es die Betroffenen natürlich nicht böse gemeint. Vielmehr wollten sie ihr Umfeld einfach nur vor einer »Informationsüberflutung« schützen. Dass ihre Kollegen dabei ein ums andere Mal ins offene Messer laufen und sich die Erkrankten selbst für die Firma sukzessive unentbehrlich machen, sind somit lediglich unbeabsichtigte Nebeneffekte.

Verlassen die Betroffenen das Unternehmen eines schönen Tages, schließen sie die hierdurch entstehenden Lücken häufig selbst, indem sie als sogenannte »Freelancer« (neudeutsch für Freiberufler) anheuern. Natürlich für das Fünf- bis Zehnfache ihres bisherigen Gehalts – exklusives Fachwissen ist schließlich teuer!

Verwandte Krankheiten:
Informanie, Profineurose

Behandlungsmöglichkeit:
Sag ich … nicht.

DÖNEKENIE

(lat. anecdose profanis)

Beschreibung:
Zwanghaftes Ablenken vom eigentlichen Thema durch Erzählen vermeintlich unterhaltsamer Anekdoten (Dönekes)

Symptome:
Diese weitverbreitete Form des Aufmerksamkeitsdefizitsyndroms tritt hauptsächlich in Besprechungen zutage. Während sich die gesunden Teilnehmer gerade angestrengt über das Thema »Einsparungspotenziale durch personalpolitische Maßnahmen« unterhalten, ergreift der bis zu diesem Zeitpunkt stumm auf

seine Chance lauernde Erkrankte beim Stichwort »Entlassungen« urplötzlich das Wort: »Apropos: Mir ist am Wochenende etwas Unglaubliches passiert: Ich war mit meiner Frau im Krankenhaus, weil ihre Tante entlassen wurde. Da sagt doch der Oberarzt, als wir sie abholen wollten ...«

Es folgt ein rund zehnminütiger Monolog über den aktuellen Zustand des Gesundheitswesens, der nicht nur mit dem eigentlichen Inhalt der Besprechung absolut gar nichts zu tun hat, sondern auch den Gesprächsfluss zu selbigem bis zum Ende des Termins unwiderruflich zerstört.

Im fortgeschrittenen Zustand der Krankheit benötigen die Infizierten nicht einmal mehr ein passendes Stichwort, um unvermittelt eine Geschichte aus ihrem reichhaltigen Döneken-Schatz zum Besten zu geben. Sie leiten dann bevorzugt mit den Worten »And now to something completely different« ein. Als Besprechungsteilnehmer sind die Erkrankten bei ihren Kollegen ungefähr so beliebt wie eine Kakerlake am Salatbuffet, weshalb sie im Laufe der Zeit immer seltener zu Meetings eingeladen werden. Dies hält sie allerdings nicht davon ab, trotzdem zu erscheinen – schließlich finden sie ihre Anekdoten viel zu spannend, um sie den Kollegen vorzuenthalten.

Verwandte Krankheiten:

Spaßneurose, Trivialie

Bei bis dato gesunden Besprechungsteilnehmern führt die Dönekenie regelmäßig zum Ausbruch der gefährlichen *Dreh-augen-Krankheit.*

Behandlungsmöglichkeit:

Umschulung zum Märchenonkel

D

DRAGONIE

(lat. furiose officia, dt. Drachenkrankheit)

Beschreibung:
Gezieltes Ausspielen von Macht; neben Maniküre und Pediküre die Lieblingsbeschäftigung ambitionierter Office-Managerinnen

Symptome:
Dass alle Macht von den Vorzimmern ausgeht, ist mittlerweile kein allzu großes Geheimnis mehr. Alleine die zugehörigen Damen entscheiden darüber, ob E-Mails weitergeleitet, Dienstreisen genehmigt oder Termine angenommen werden – von einer persönlichen Audienz beim Boss einmal ganz zu schweigen.
Das Problem an der Sache: Die Erkrankten sind sich ihrer Entscheidungsbefugnis vollkommen bewusst und verhalten sich auch entsprechend. So werden Leiter aus anderen Bereichen mal eben zu lästigen Bittstellern degradiert, Kollegen aus der eigenen Abteilung grundlos angeschnauzt oder wichtige Lieferanten am Telefon kurzerhand weggedrückt.
Die Konsequenzen ihres straffen Regiments bekommt selbst der eigene Chef zu spüren. Zum Beispiel, wenn er es wieder

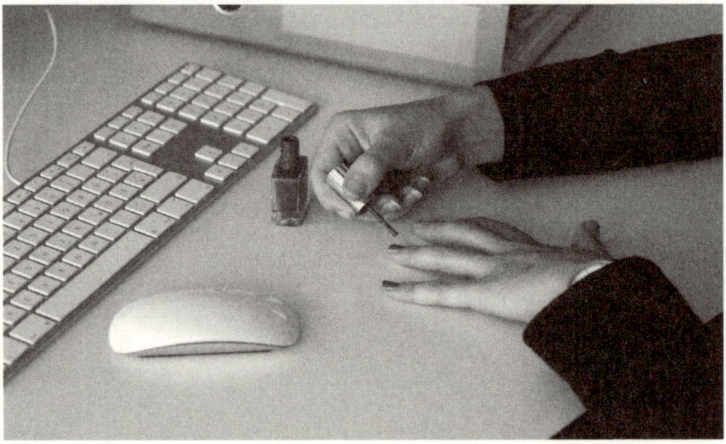

einmal wagt, sich der Kontrolle seiner »Perle« zu entziehen, indem er das Büro heimlich durch den Nebeneingang statt über das Vorzimmer verlässt.
Äußerlich sind die Betroffenen in der Regel an ihrem finsteren Blick, den nicht vorhandenen Lachfalten sowie ihren halb auf den Nasenrücken gezogenen Schmetterlingsbrillen zu erkennen. Treffen mehrere an dieser Bürokrankheit leidende Kolleginnen aufeinander, empfiehlt es sich aus Sicherheitsgründen, schleunigst das Weite zu suchen.

Umgang mit den Erkrankten:
Ein paar Komplimente oder eine Schachtel Pralinen können manchmal wahre Wunder bewirken.

Verwandte Krankheiten:
Tyrannei

Behandlungsmöglichkeit:
Zwischendurch mal lächeln

DREHAUGE

(lat. oculus rotandus)

Beschreibung:
Muskuläre Entzündung des Augenmuskels infolge exzessiven Pupillenverdrehens, hervorgerufen durch zu viele an Bürοerkrankungen leidende Mitarbeiter im Umfeld des Betroffenen

Auslösende Bürokrankheiten:
Alle

Rechtliche Beurteilung:
»Eine Verletzung während der Arbeit, die nicht durch Einfluss von außen, sondern durch eine Bewegung eines Körperteils entsteht, kann als Arbeitsunfall gewertet werden. Nachzuweisen ist hierbei, dass eine arbeitstypische Bewegung und nicht eine Vorerkrankung Auslöser des Unfalls war.« (Sozialgericht Karlsruhe, Urteil vom 21.04.2011 – Aktz.: S 1 U 3415/10)

Behandlungsmöglichkeit:
Augen zu und durch!

DENDROPHILIE

(lat. seramis extrema, dt. grüner Daumen)

Beschreibung:
Form der Misanthropie; äußert sich durch eine übersteigerte Beziehung zu Bürogrünzeug

Symptome:
»Pflanzen sind die besseren Menschen« lautet das Credo des Erkrankten – und sein Arbeitsraum quillt über vor beblätterten »Gutmenschen«, denen er tatsächlich Namen gibt. Zwischen unzähligen Birkenfeigen (zum Beispiel »Bernd«, »Ulla« und »Robin«), Gummibäumen (»Uwe« und »Dörte«) und Yucca-Palmen (»Sören«, »Marc« etc.) lässt sich lediglich mit viel Fantasie ein Schreibtisch erahnen, der allerdings nur als Stellfläche für die kleineren Gewächse dient. Hierzu zählen unter anderem Usambaraveilchen, Fleißige Lieschen und Becherprimeln. Den Arbeitstag verbringt der Erkrankte größtenteils mit Umtopfen, Düngen, Zurechtstutzen und Gießen. Dabei redet er regelmäßig mit seinem Grünzeug (»Isser schööööööön gewachsen, der Uwe!«) und streichelt ihm mit liebevollem Blick sanft über die Blätter.

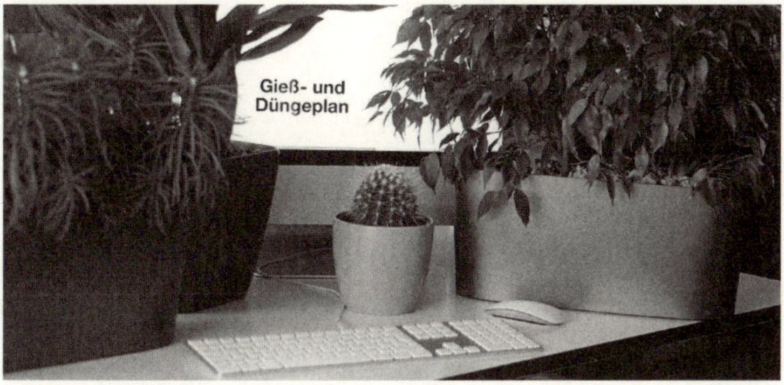

D

Weitaus weniger Interesse zeigt der Erkrankte hingegen an seinen humanoiden Kollegen, die ihn aufgrund seiner Dendrophilie aber meist eh nur müde belächeln. Ringt er sich dennoch einmal dazu durch, sein Büro-top (mit langem »o«) kurzzeitig zu verlassen und einem Meeting beizuwohnen, trägt er eine Gießkanne bei sich – damit die (von professionellen Gärtnern betreuten) Hydrokulturen im Besprechungsraum »endlich mal wieder richtig bewässert werden«.

Warnung:
Versucht ein Erkrankter, eine zwischenmenschliche Beziehung mit Ihnen aufzubauen, ist Vorsicht angesagt! Höchstwahrscheinlich plant er eine längere Urlaubsreise und sucht lediglich nach einer Gießkannenvertretung. Ein Job, bei dem Sie grundsätzlich nur verlieren können.

Verwandte Krankheiten:
Grußstörung

Behandlungsmöglichkeit:
Breitbandherbizide, Entlaubungsmittel

DRILL-DAMAGE

(lat. dolor telephonicus)

Beschreibung:

Schwerwiegende körperliche Schäden durch den unsachgemäßen Gebrauch schnurgebundener Telefone

D

Symptome:

Eine Studie der Berufsgenossenschaft belegt: 99,96 % aller Bürounfälle ereignen sich während der Arbeitszeit, ein beträchtlicher Anteil davon durch die Verharmlosung der Gefahren, die von verdrillten Telefonkabeln ausgehen.

So berichtete eine große Tageszeitung unlängst von einem Fall, bei dem ein übereifriger Controller eines Automobilzulieferers in Bayern versuchte, den Anruf seines Vorgesetzten bereits beim ersten Klingeln entgegenzunehmen. Allerdings war der Bewegungsradius seines Telefonhörers aufgrund einer hoffnungslos verdrehten Telefonschnur mittlerweile bedeutend eingeschränkt. Der Controller versuchte, diesen Effekt durch körperlichen Einsatz wettzumachen, und beugte sich – mit dem rechten Ohr voraus – ruckartig in Richtung Telefon. Wie sich im Nachhinein herausstellen sollte, tat er dies jedoch relativ ungelenk. Derzeit befindet er sich in einer renommierten Reha-Klinik, um sich von den Folgen seines Bandscheibenvorfalls zu erholen.

Bereits wenige Wochen zuvor kam es in der schwäbischen Provinz zu einem ähnlich gelagerten Unglück: Der kräftig gebaute Chefeinkäufer eines Textilunternehmens aus dem Landkreis Reutlingen riss dabei gleich das ganze Telefon mit. Statt des Hörers allein klatschte er sich somit schwungvoll den kompletten Apparat ins Gesicht. Der eilig herbeigerufene Notarzt diagnostizierte eine mittelschwere Gehirnerschütterung sowie diverse Hämatome im Ohr- und Halsbereich.

Verbreitung:
Da sich die Innovation schnurloser Telefone in vielen Unternehmen noch nicht herumgesprochen hat: hoch!

Verwandte Krankheiten:
Büronostalgie, Privatitis

Behandlungsmöglichkeit:
Verdrehschutz (landläufig auch »Telefonkabelentwirrer« genannt)

DRUCKDEMENZ

(gr. amnesia papyri)

Beschreibung:
Unfähigkeit vieler Mitarbeiter, unter den zahllosen Dokumenten im Schacht des Etagendruckers die eigenen Printerzeugnisse wiederzuerkennen – bzw. sich daran zu erinnern, überhaupt etwas ausgedruckt oder kopiert zu haben

Verwandte Krankheiten:
Faksimile Dysfunktion

Behandlungsmöglichkeit:
Von: Haustechnik
An: Alle Mitarbeiter

Betreff: Druckerchaos

Liebe Kolleginnen und Kollegen,
aus gegebenem Anlass möchten wir Sie bitten, Ausdrucke/Kopien bereits bei der Entnahme aus dem Druckerschacht dahin gehend zu überprüfen, ob sie auch tatsächlich Ihnen gehören! Fremde Ausdrucke/

Kopien sind sofort an die entsprechenden Kollegen auszuhändigen bzw. auf deren Schreibtischen zu hinterlegen!
Können Dokumente nicht eindeutig zugeordnet werden, lassen Sie diese bitte im Schacht liegen – wir werden sie künftig einmal pro Monat zugunsten der gemeinnützigen »Aktion Datensch(m)utz« versteigern!

D

Bislang können wir Ihnen folgende Einzelstücke anbieten:
1.) Ausdruck einer E-Mail der Kollegin B. Mayer an den Kollegen D. Huber (Betreff: »Love U, Schnäuzelbärchen«), gefunden in der Poststelle; Startpreis: 0,50 Euro.
2.) Kochrezept »Kalter Hund« (600 kcal/100g), gefunden im Callcenter; Startpreis: 1,00 Euro.
3.) Auszüge der Personalakte von Herrn Steinmetz aus dem Marketing, gefunden in der Abteilung HR; Startpreis: 1,50 Euro.
4.) SW-Ausdruck eines weiblichen Hinterteils in knapper Unterwäsche, gefunden in der Konferenzetage; Startpreis: 15,00 Euro.
5.) Vorstandsvorlage zum Thema »Personalabbau« (inkl. Hinweis: »Streng vertraulich!!!«), gefunden in der Vorstandsetage. Startpreis: 25,00 Euro.
Frohes Bieten wünscht
Ihre Haustechnik

DUCKMÄUSERTUM

(lat. morbus papageius)

Beschreibung:
Neurotischer Zwang, auch als schwachsinnig erkannte Meinungen von Vorgesetzten und betrieblichen Alphatieren nachplappern zu müssen

Symptome:

Ehe die Betroffenen etwas sagen, mit dem sie bei ihren Kollegen und Chefs womöglich anecken könnten, sagen sie lieber das, was alle bzw. alle wichtigen Menschen im Unternehmen sagen – selbst wenn sie im tiefsten Inneren vom Gegenteil überzeugt sind.

D

In der direkten Kommunikation fallen die Erkrankten insbesondere durch die regelmäßige Verwendung von Phrasen wie »Sehe ich genauso«, »Da gehe ich d'accord« oder »Ganz meine Meinung« auf. Gelegentlich bekommen ihre Kollegen diese Sätze selbst dann zu hören, wenn bislang noch niemand etwas Substanzielles zum Thema beigesteuert hat – beispielsweise in Besprechungen, in denen ausschließlich Duckmäuser zugegen sind.

Neben ihrer Unfähigkeit zum offenen Widerspruch sind die Betroffenen zudem daran zu erkennen, dass sie ihre Arbeitsergebnisse stets von allen Seiten abgesichert wissen wollen. Nicht dass sie dem Vorstand womöglich etwas Falsches präsentieren (wobei »falsch« ihrer Definition zufolge lediglich bedeutet, dass es nicht der vorherrschenden Meinung entspricht).

Erweist sich die vorherrschende Meinung im Nachhinein tatsächlich als falsch, verlieren die Erkrankten den Antrieb und ziehen sich frustriert zurück. Schließlich hatten sie von Anfang an gewusst, dass das schiefgeht – aber es hat sie ja keiner gefragt ...

Wissenschaftliche Bedeutung:

Psychologen befassen sich unter dem Decknamen »Groupthink« gerne mit dieser Krankheit. Gruppen von eigentlich fähigen Personen treffen demnach schlechte Entscheidungen, weil jeder seinen eigenen Standpunkt an die vermutete Gruppenmeinung anpasst.

Das Gegenstück zum Groupthink stellt die sogenannte »Schwarmintelligenz« dar, bei der ausschließlich aus intellektu-

ellen Tieffliegern bestehende Teams gemeinsam plötzlich schier unglaubliche Meisterleistungen zustande bringen.
Fragt sich, was besser ist.

Verwandte Krankheiten:
Betriebsblindheit, Negationsinsuffizienz, Rektale Adulation

Behandlungsmöglichkeit:
Mut zum Widerspruch! Entgegen anderslautenden Meinungen kommt das bei den meisten Vorgesetzten ziemlich gut an.

DUMENZ

(lat. salutatosis privata)

Beschreibung:
Fehlendes Erinnerungsvermögen, auf welche Anredeform man sich mit erfolgreich verdrängten Kollegen einst geeinigt hatte

Diagnose:
Leichte Form: Die Erkrankten stehen offen zu ihrem Leiden: »Waren wir eigentlich beim Du?«
Mittlere Form: Die Betroffenen übertragen die Lösung des Problems auf ihr Gegenüber. Der Begrüßung folgen eine kurze rhetorische Pause sowie ein beliebiger Diskurspartikel: »Hallo … ähhhhh …« (tritt in schriftlicher Kommunikation eher selten auf)
Schwere Form: Konsequente Verwendung von Indefinitpronomen: »Man hat sich ja schon lange nicht mehr gesehen! Wie geht's einem denn so?«

Verwandte Krankheiten:
Ähm-Pathie, Kollegenamnesie, Wirus-Infekt

Behandlungsmöglichkeit:
Gegen Dumenz wurde bislang leider kein wirksames Sierum gefunden.

D

DUNNING-KRUGER-DEFEKT

(lat. incompetentia extrema)

Beschreibung:
Tendenz chronisch inkompetenter Menschen, das eigene Können zu über- bzw. die Fähigkeiten kompetenter Kollegen zu unterschätzen

Verbreitung:
Häufig und auf allen Ebenen

Diagnose:
Ob auch Sie am Dunning-Kruger-Defekt leiden, lässt sich anhand weniger Testfragen leicht beantworten:

1.) Erklären Sie Kollegen aus anderen Fachbereichen gerne, wie sie ihren Job zu erledigen haben, obwohl Sie von deren Themen nicht die geringste Ahnung haben?
2.) Bringt es Sie auf die Palme, wenn Ihnen die Kollegen Ihren Job erklären (von dem Sie, wenn Sie ausnahmsweise einmal ehrlich zu sich selbst sind, ebenfalls keinen blassen Schimmer haben)?
3.) Wundern Sie sich, dass Sie nach über zwanzig Jahren Berufserfahrung nach wie vor in einem der unteren Stockwerke herumlungern, obwohl Sie eigentlich das Zeug für die Vorstandsetage hätten?

Sollten Sie alle drei Fragen mit Ja beantwortet haben, wäre es ratsam, den betriebseigenen Gehirnwartungsexperten zu konsultieren. Allerdings können Sie sich dies aufgrund Ihres pathologischen Hangs zur Wahrheitsverzerrung ebenso gut sparen, da Sie ihn mit an Sicherheit grenzender Wahrscheinlichkeit ohnehin für inkompetent halten.

Verwandte Krankheiten:
Peter-Plage

D

Nicht zu verwechseln mit:
Fachidiotie

Behandlungsmöglichkeit:
Vielleicht im nächsten Leben

E-MAIL-DEFEKT

(lat. morbus digitalis)

Beschreibung:

Wahnvorstellung, dass es neben der elektronischen Kommunikation keine weiteren Wege der Informationsübermittlung mehr gibt

Symptome:

Schweißausbrüche und Panikattacken bei Server- oder Stromausfällen

Verwandte Krankheiten:

Blackberrie

Behandlungsmöglichkeit:

1.) Das komische dunkelgraue Kästchen vor Ihnen nennt sich Telefon. Hinweise zur sachgerechten Verwendung dieses Gerätes entnehmen Sie bitte der US-Patentschrift No. 597 062 vom 11. Januar 1898 *(Calling Device for Telephone Exchanges)*.
2.) Statten Sie Ihren Kollegen einen persönlichen Besuch ab. Tipp: Die beiden länglichen Dinger, die unterhalb Ihrer Hüfte beginnen und gerade entspannt auf Ihrer Schreibtischoberfläche ruhen, wurden vom lieben Gott ursprünglich zu Fortbewegungszwecken entwickelt!
3.) Schreiben Sie doch mal wieder einen Brief, und versenden Sie diesen wahlweise per Telefax oder Hauspost. Garantiert portofrei!

Als weniger geeignet – insbesondere bei vertraulichen und sensiblen Inhalten – haben sich hingegen folgende Kommunikationsmethoden erwiesen:

1.) Brüllen über mehrere Gebäudeteile hinweg
2.) Rauchzeichen und Buschtrommeln
3.) Stille Post

ENTSPANNUNGSKOPFSCHMERZEN

(lat. dolor laxamenti)

E

Beschreibung:

Durch suboptimale Sitzhaltungen ausgelöste Verspannungen im Schulter- und Nackenbereich, die im Laufe des Arbeitstags zu einem ausgewachsenen Brummschädel mutieren können

Symptome:

In erster Linie geht es den Erkrankten darum, mit einer möglichst entspannten Körperposition am Arbeitsplatz Coolness und Lässigkeit auszustrahlen. So legen sie während längeren Telefonaten gerne die Füße auf die Arbeitsplatte, strecken ihre Beine beim Arbeiten am PC unter den Schreibtisch gegenüber oder verschränken beim konzentrierten Nichtstun stundenlang die Hände hinter dem Kopf. Die dramatischen Auswirkungen dieser Herumlümmelei: unangenehme Dauerverspannungen der Nackenmuskeln, Störungen in den Gelenken der Halswirbelsäule und teilweise heftige Kopfschmerzattacken. Abgesehen davon sehen die »lässigen« Verrenkungen der Erkrankten einfach nur extrem lächerlich aus.

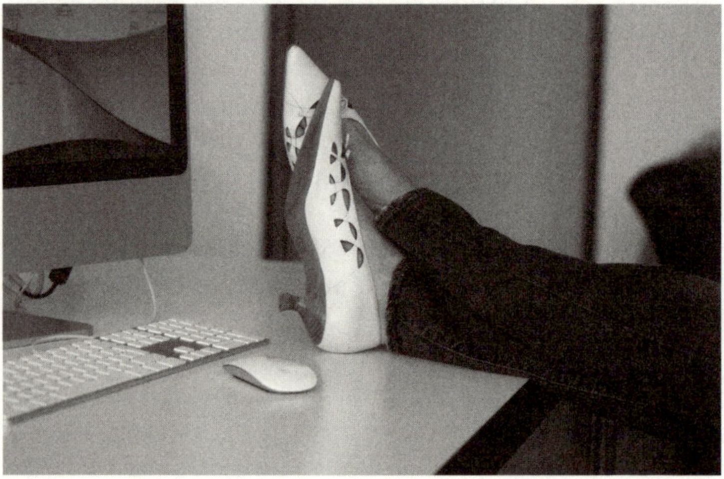

Verwandte Krankheiten:
Beförderungslethargie, Türrahmenskoliose

Behandlungsmöglichkeit:
Aufrechte Sitzhaltung und mehr Sport nach Feierabend. Mit Letzterem ist in diesem Zusammenhang allerdings nicht gemeint, schief auf der Couch hängend Fußball zu schauen.

EVENTISMUS

(lat. spectaculose animatae, dt. Ringelpiez mit/ohne Anfassen)

Beschreibung:
Nachhaltiges »Verbessern« des abteilungsinternen Miteinanders durch kollektive Zwangsbespaßung

Symptome:
Betriebsausflug war gestern. Um die gruppendynamischen Prozesse innerhalb eines Teams oder einer Abteilung so richtig in Gang zu bringen, muss man sich heute schon mehr ausdenken als eine gemeinsame Wanderung mit anschließender Bootsfahrt auf der Mosel. Zum Beispiel ein mehrtägiges Erlebnistraining inklusive Hochseilgarten, Seifenkistenrennen, Wildwasserrafting, Synchrontrommeln, Outdoor-Schnitzeljagd, expressionistischem Ausdruckstanz sowie einer abschließenden Runde Karaoke im trauten Kollegenkreis. Das stärkt nicht nur das Zusammengehörigkeitsgefühl, sondern optimiert gleichzeitig Kommunikation und Kooperation, fördert das lösungsorientierte Denken und macht davon abgesehen ganz viel Spaß. So steht es zumindest in den Hochglanz-Katalogen der unzähligen Anbieter für erlebnispädagogische Teamentwicklungs-Programme (direkt unter den unverschämten Wucherpreisen, die sie dafür verlangen).
Leider sieht es in der Realität jedoch ein klein wenig anders aus:

Bereits bei der Vergabe der Hotelzimmer kommt es häufig zu ersten Meinungsverschiedenheiten, unter Höhenangst leidende Kollegen werden im Klettergarten lauthals als Weicheier verspottet, und die »gemütlichen Abendveranstaltungen im Kaminzimmer« enden regelmäßig in wüsten Sauf- und Beschimpfungsorgien. Von den diversen Hämatomen, Bänderverletzungen oder Knochenbrüchen, die sich zwangsläufig ergeben, wenn sich eingefleischte Bürohengste und -stuten ausnahmsweise sportlich betätigen, einmal abgesehen.

E

Mit Spaß hat das alles ungefähr so viel zu tun wie der Anblick Namen tanzender Kollegen mit einer Wohltat für die Augen, aber immerhin hat man anschließend zuhause etwas zu berichten – im Gegensatz zum gähnend langweiligen Alltag im Büro.

Verwandte Krankheiten:
Jahresabschuss, Rush-Aua, Seminaritis

Behandlungsmöglichkeit:
An der Mosel soll's ja ebenfalls recht schön sein …

EXCEL-SCHWEISS

(lat. hyperhidrosis excelsia, engl. #NAME?)

Beschreibung:
Schwere Panik- und Transpirationsattacken durch versehentlich gelöschte bzw. abgeänderte Formeln in Tabellenkalkulationsprogrammen

Verbreitung:
Tritt oft unmittelbar vor wichtigen Abgabeterminen oder Präsentationen auf.

Symptome:
Finde den Fehler: =SVERWEIS(WENN(NICHT(ODER(LINKS(E8;1)=»A«;RECHTS(E9;1)=»B«;LINKS(E11;1)=»C«;RECHTS(E12;1)=»D«));»7=«&ZÄHLENWENN(E37;»8«);WENN(NICHT(ODER(LINKS(E8;1)=»E«;RECHTS(E9;1)=»F«;LINKS(E11;1;1)=»G«;RECHTS(E12;1)=»H«));»6=«&ZÄHLENWENN(F5:F19;»I«);WENN(NICHT(ODER(LINKS(E8;1)=»J«;RECHTS(E9;1)=»K«;LINKS(E11;1)=»L«;RECHTS(E12;1)=»M«));»3=«&ZÄHLENWENN(H17:H38;»O«);WENN(NICHT(ODER(LINKS(E8;1)=»P«;RECHTS(E9;1)=»Q«;TEIL(AB6147;1;3)=»R«;LINKS(E12;1)=»S«));»6=«&ZÄHLENWENN(M:M;»T«);WENN(NICHT(ODER(RECHTS(E8;1)=»U«;TEIL(E9;1;1)=»V«;LINKS(E11;1)=»W«;RECHTS(E12;1)=»X«));»1=«&ZÄHLENWENN(O7:O33;»YZ«);»BULLSHIT«)))));1;0)

Verwandte Krankheiten:
Fäulnis (äußere), PowerPain, Technische Legasthenie

Behandlungsmöglichkeit:
Taschenrechner, Handtuch

EXKULPIE

(engl. It-wasn't-me-Syndrome)

Beschreibung:
Unvermögen, die Verantwortung für selbst verschuldete Fehler zu übernehmen, häufig in Kombination mit irrwitzigen Schuldzuweisungen an Unbeteiligte

Symptome:
Würden die Erkrankten Johannes 8,7 wörtlich nehmen (»Wer unter euch ohne Sünde ist, werfe den ersten Stein«), gliche das Unternehmen mittlerweile einem Steinbruch – von den Büros

der an Exkulpie Erkrankten einmal abgesehen. Leider sind die Betroffenen tatsächlich felsenfest davon überzeugt, sünden- bzw. fehlerfrei zu sein – schuld an ihren »Missgeschicken« sind schließlich immer die anderen. Sei es, weil sie die Erkrankten beim Erstellen einer komplexen Excel-Tabelle angeblich mutwillig abgelenkt oder sie während einer wichtigen Präsentation vor dem Vorstand mit unqualifizierten Fragen aus dem Konzept gebracht haben.

Die Erkrankten beschränken sich anschließend auf das Werfen verbaler Steine und Verleumdungsbrocken, was mitunter aber dennoch ziemlich unangenehm sein kann. Zum Beispiel, wenn unschuldige Kollegen aufgrund von Fehlern des Erkrankten einmal mehr zu Nachtschichten verdonnert werden, während sich dieser selbst um kurz vor fünf fröhlich pfeifend vom Acker macht.

Ist gerade kein passender Kollege oder Mitarbeiter zur Hand, schieben die Betroffenen die Schuld für ihre miserable Arbeitsleistung gerne auch äußeren Einflüssen in die Schuhe. Beispielsweise schlechtem Wetter, hohem Luftdruck oder der Tatsache, dass gerade Dienstag ist.

Verwandte Krankheiten:
Bermuda-Eck-Zem, Lorbeerismus, Pfusch

Behandlungsmöglichkeit:
»Eier, wir brauchen Eier.« (Oliver Kahn)

FACHIDIOTIE

(lat. morbus geek)

Beschreibung:

Krankhafte Anhäufung von Fachwissen in einem speziellen Themengebiet; aufgrund der begrenzten Speicherkapazität des menschlichen Gehirns meist einhergehend mit akuter Lebensunfähigkeit in anderen Belangen

F

Ursachen:

Dieses weitverbreitete Büroleiden wurde bereits im 19. Jahrhundert von Karl Marx entdeckt. In seinem 1847 erschienenen Werk »Misère de la philosophie« heißt es unter anderem: »Was die Arbeitsteilung in der modernen Gesellschaft charakterisiert, ist die Tatsache, dass sie die Spezialitäten, die Fachleute und mit ihnen den Fachidiotismus erzeugt.«
Tragischerweise wurde Marx selbst Opfer dieser Erkrankung, was dazu führte, dass einige seiner späteren Werke von Laien dramatisch missverstanden wurden.

Diagnose:

Für Dritte ist die Fachidiotie auf den ersten Blick nur schwer vom *Verbalen Durchfall* zu unterscheiden. Der ebenso feine wie für den ahnungslosen Außenstehenden kaum erkennbare Unterschied liegt einzig und allein darin, dass der Fachidiot weiß, wovon er spricht – zumindest wenn es um seine Spezialdisziplin geht.
Leichter zu diagnostizieren ist die Krankheit deshalb in Bezug auf die (Un-)Fähigkeiten in anderen Lebensbereichen. Erzählt Ihnen der verdächtige Kollege auf dem Weg zum Mittagessen beispielsweise alles über die Rolle der konstanten Geldmengen-Wachstumsrate im Monetarismus, um anschließend an der Kantinenkasse hoffnungslos an der Aufgabe zu scheitern, die richtigen Münzen aus dem Geldbeutel zu fischen, handelt es sich hierbei aller Voraussicht nach um einen Fachidioten.

Abgesehen davon fallen die Erkrankten regelmäßig durch das Tragen unterschiedlicher Socken, Orientierungslosigkeit sowie ihre Kommunikationsstörungen mit Nichtfachidioten oder Fachidioten auf anderen Gebieten negativ auf.

Nicht zu verwechseln mit:
Verbaler Durchfall

F

Behandlungsmöglichkeit:
US-Wissenschaftlern ist es 2008 erstmals gelungen, überflüssige Inhalte aus Mäusehirnen zu löschen. Das Verfahren weckt die vage Hoffnung, dass Fachidiotie eines Tages tatsächlich heilbar sein könnte.

FAKSIMILE DYSFUNKTION

(lat. printopenie)

Beschreibung:
Ärgerliche Marotte von Fax-/Scan-/Druck-/Kopiergeräten, kontinuierlich den Dienst zu verweigern

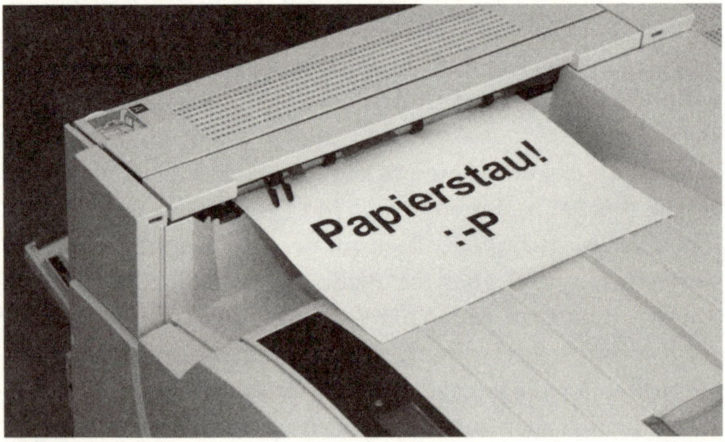

Symptome:

Eigentlich sind Multifunktionsdrucker eine tolle Sache, schaffen sie es doch, wichtige Jobs, für die man früher mehrere sperrige Gerätschaften benötigte, auf kleinstem Raum zu vereinen und somit den Büroalltag noch effizienter und komfortabler zu gestalten.

Zumindest theoretisch.

In der Praxis sind die Dinger jedoch leider nur launenhafte Technik-Zicken, die es sich offensichtlich zur Aufgabe gemacht haben, den Menschen diejenigen Nerven zu rauben, die ihre humanoiden Kollegen ihnen gnädigerweise übrig gelassen haben. In sturer Beharrlichkeit gehen sie ihrer Umwelt mit leeren Tonerkartuschen oder Einzugsbehältern, Papierstaus (teilweise an bis zu fünf unterschiedlichen Stellen im Gerät gleichzeitig) sowie kryptischen Fehlermeldungen (»Error ##357«) auf den Geist. Gelegentlich versagen sie kurzzeitig auch komplett den Dienst – und zwar genau dann, wenn es besonders eilig ist. Beispielsweise fünf Minuten vor einem wichtigen Vorstandstermin, für den man die soeben beauftragten Ausdrucke eigentlich dringend bräuchte. In solchen Momenten wünscht man sich dann doch wieder die ausladend sperrigen Gerätschaften aus der Technik-Steinzeit zurück, die zwar laute, hässliche Stromfresser waren, aber wenigstens das taten, was man von ihnen verlangte.

Ebenso nervtötend wie die modernen Fehlerproduziermaschinen sind übrigens auch die lieben Kollegen, die permanent Papierstaus verursachen, ohne die Störung zu beheben oder dem zuständigen Druckertechniker zu melden.

Ursachen:

Natürlich wäre es möglich, Multifunktionsdrucker zu produzieren, die dauerhaft zuverlässig funktionieren. Schließlich schießt man ja auch technisch wesentlich komplexere Satelliten ins Weltall, ohne dass sie laufend kaputt gehen. Allerdings wären dann gefühlte Millionen von Druckertechnikern auf einen Schlag arbeitslos, weshalb insbesondere die Politik kein allzu großes Interesse daran haben dürfte, die aktuelle Situation zu verändern.

Bezüglich des Phänomens, dass die Drucker immer in entscheidenden Momenten den Dienst verweigern, geistern schon seit geraumer Zeit Theorien durch die Büroflure, wonach die Betriebssysteme der Geräte mit einem Modul versehen sein sollen, welches die Dokumente nach bestimmten Dringlichkeits-Schlagwörtern durchsucht (zum Beispiel. »Vorstand«, »zeitkritisch« oder »eilig«). Wird ein derartiger Begriff gefunden, verabschiedet sich der Drucker angeblich automatisch in den Stand-by-Modus und wirft einen zufällig generierten Fehlercode aus. Der Theorie ist vermutlich Glauben zu schenken, denn es wäre nicht das erste Mal, dass Softwareentwickler durch ihren perfiden Sinn für Humor negativ auffallen.

Verwandte Krankheiten:
Druckdemenz

Behandlungsmöglichkeit:
Papier, Stift, Kohlepapier (siehe auch *Büronostalgie*)

FÄULNIS, ÄUSSERE

(gr. deorrhoe, lat. transpiratose vulgaris)

Beschreibung:
Unkontrollierte Freisetzung von kurzen verzweigten Fettsäuremolekülen, die als Abfallprodukte der bakteriellen Zersetzung von in den apokrinen Knäueldrüsen produzierten Stoffen an der Hautoberfläche entstehen (landläufig auch »Schweißgeruch« genannt)

Verbreitung:
Tritt bevorzugt in Großraumbüros oder engen Besprechungsräumen auf.

Erscheinungsformen:
Vielfältig: von zarter Vanille (eher selten) bis hin zu Güllegeruch (eher häufig)

Verstärkende Faktoren:
Mangelnde Körperhygiene, fehlendes Deodorant, synthetische Kleidung, Hochsommer. Mitunter versuchen die Erkrankten, ihr Problem mit dem Auftragen von billigem Parfum zu übertünchen, was es für ihr Umfeld allerdings nicht besser macht.

F

Verwandte Krankheiten:
Beförderungslethargie, Excel-Schweiß

Behandlungsmöglichkeit:
Duschen

FÄULNIS, INNERE

(lat. flatulentia)

Beschreibung:
Rektales, meist geräuschvolles Entweichen von Darmwinden infolge einer übermäßigen Anhäufung von Gär- und Faulgasen im Verdauungstrakt (landläufig auch »Blähungen« genannt)

Verbreitung:
Tritt bevorzugt in Großraumbüros oder engen Besprechungsräumen auf.

Erscheinungsformen:
Vielfältig: von Rosenblütenextrakt (eher selten) bis hin zu explodierter Kläranlage (eher häufig)

Verstärkende Faktoren:
Hülsenfrüchte in der Kantine, Rohkost, Kohlsuppendiät; können im schlimmsten Fall zu einer chronischen Analbronchitis führen.

Verwandte Krankheiten:
Toilette-Syndrom

Behandlungsmöglichkeit:
Fenster auf. Schnell!

FEIERZWANG

(lat. abusus spumanti)

Beschreibung:
Stößchen!

Symptome:
Das Leben ist für die an dieser Krankheit leidenden Kollegen eine einzige Party. Deshalb lassen sie auch im Büro keine Gelegenheit aus, die Korken knallen zu lassen – und passende Gelegenheiten gibt es ihrer Meinung nach massig: Seien es Geburtstage, anstehende Urlaube, beendete Urlaube, Namenstage, Geburten, Hochzeiten, Scheidungen, runde Dienstjubiläen, unrunde Dienstjubiläen, Kündigungen oder die Tatsache, dass in exakt dreihundert Tagen schon wieder Weihnachten ist. Im Endstadium der Krankheit werden sogar Nichtgeburtstage und Wochentage ohne »U« gefeiert.
Ist schließlich ein (un-)passender Anlass gefunden, trommeln

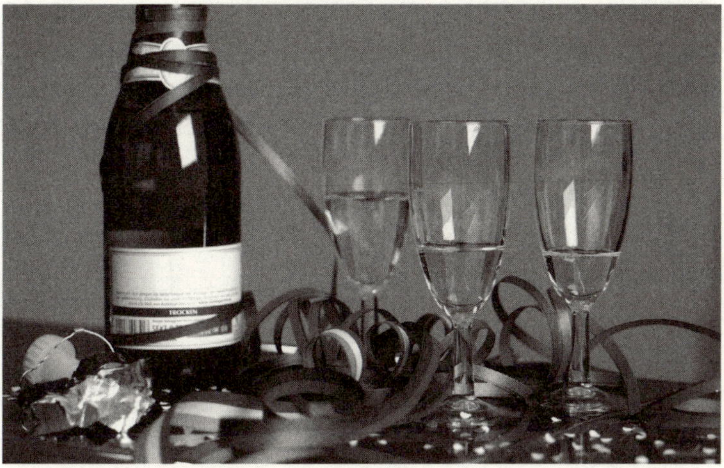

die Erkrankten weitere Infizierte zusammen, holen den am Morgen provisorisch im Kühlschrank zwischengeparkten Sekt (sowie eine Alibi-Packung Orangensaft) aus der Kaffeeküche und erklären das Gelage für eröffnet. Den Rest des Arbeitstages verbringen sie entweder im Delirium oder damit, abzuklären, wer von ihnen morgen die Runde schmeißt.

Verwandte Krankheiten:
Jahresabschuss, Raupe-Nimmersatt-Syndrom

Behandlungsmöglichkeit:
Anonyme Alkoholiker, Betty-Ford-Klinik

FLECKFIEBER

(gr. pyriasis klecksis)

Beschreibung:
Fehleinschätzung, wichtige Papierdokumente erlangten erst durch massives Beschmutzen ihre Gültigkeit.

F

Symptome:
Kaffeeränder auf Buchungsbelegen, Fettflecken auf Urlaubsanträgen, Schokoladenreste auf Projektplänen, durch ausgelaufenes Wasser verwischte Wörter auf Entscheidungsvorlagen, Leberwurst in Unterschriftsmappen …

……………………………………………………

(Raum für eigene Verschmutzungen)

Psychologische Betrachtung:
Einige Psychodiagnostiker gehen davon aus, dass sich der Patient in den Schmutzklecksen selbst darstellt und mittels Material und Form unbewusst seine Empfindungen zum Ausdruck bringt (projektives Verfahren, Rohrschachtest). So soll etwa ein Himbeermarmeladenstrich auf verborgene Konflikte mit dem Vorgesetzten hindeuten oder ein Kreis aus grober Leberwurst (Hausmacher Art) auf den unterdrückten Wunsch nach mehr Gehalt. Andere Wissenschaftler behaupten hingegen, die Erkrankten wären einfach nur unfähig, ihre Nahrung ordentlich aufzunehmen.

Verwandte Krankheiten:
Futtermal, Messie-Syndrom

Behandlungsmöglichkeit:
Fasten

FLIPTOMANIE

(gr. graffitiasis neurosis)

Beschreibung:
Zwanghaftes Beschmieren von Schreibtafeln mit Tafelschreibern

Verbreitung:
Tritt insbesondere während Vorträgen, Referaten, Besprechungen oder Gruppenarbeiten auf.

Symptome:
Der Anblick eines Flipcharts übt auf die Erkrankten eine unerklärliche Faszination aus. Wie von Geisterhand gesteuert, bewegen sie sich (meist mit mehreren verschiedenfarbigen Tafelschreibern bewaffnet) auf selbiges zu, um das eben Gesagte nochmals für alle Anwesenden zu visualisieren – unabhängig davon, ob gerade überhaupt etwas gesagt wurde oder dem Gesagten so etwas wie ein Aussagegehalt innewohnt.
Bevorzugt bringen die von Fliptomanie Betroffenen dabei Kreise, Dreiecke oder Quadrate zu Papier, die mithilfe diverser Striche und Pfeile (sowie bar jeglicher Logik) miteinander verbunden werden. Im fortgeschrittenen Stadium der Krankheit kommen überdies exotischere Formen wie Wolken, Zylinder, Prismen oder Oktaeder zum Einsatz.
Am Ende lichten sie ihre Meisterwerke mit stolz geschwellter Brust ab, um sie anschließend als »Fotoprotokoll« an alle Anwesenden zu versenden.

Ursachen:
Psychologen machen insbesondere die sogenannte »Sublimierung« für das Ausbrechen dieser Bürokrankheit verantwortlich. Nicht erfüllte Triebwünsche werden demnach durch gesellschaftlich höher bewertete Handlungen ersetzt und somit befriedigt (zum Beispiel das Interesse an moderner Kunst durch ein Studium der Wirtschaftswissenschaften).

Verwandte Krankheiten:
Chartwahn, Mal- und Kritzelseuche

Behandlungsmöglichkeit:
Aufbaustudiengang »Contemporary Arts«

FLOSKELIE

(lat. phrasus dreschus)

Beschreibung:

Maßlose Verwendung inhaltsleerer Sprachhülsen, oft in Kombination mit pathologischer Unlustigkeit

Symptome:

F

Damit am Ende des Tages die schwarze Null steht, machen die Erkrankten bevorzugt Knöpfe dran, selbst wenn sie den Hut gar nicht aufhaben. Gerne gratulieren sie ihren Kollegen mit den Worten »Herzlichen Glühstrumpf« zum Burzeltag, berechnen die Märchensteuer, stücken ein Rück oder gehen für kleine Königstiger auf die Siebzehn. Dabei holen sie gerne noch weitere Kollegen mit ins Boot. Mahlzeit!
In Sachen Produktivität haben die Betroffenen so gut wie keine Aktien drin. Sie verbringen ihre Arbeitstage zum Bleistift damit, grüne Wiesen auf dem Schirm zu haben, Klarheiten zu beseitigen und gemeinsam mit anderen Pfarrerstöchtern Projekte einzutüten. Manchmal schreiben sie auch – aber nur, um zu bleiben.
Klappen die Erkrankten gegen 17 Uhr ihre Schlepptops endlich zu, verabschieden sie sich wahlweise mit »Tschüssikowski!«, »So long, Hongkong!«, »Tschö mit ö« oder »Wirsing!«. Ihren Feierabend verbringen sie damit, sich neue verbale Foltermethoden für die kommenden Arbeitstage auszudenken.

Verwandte Krankheiten:

Dönekenie, Spaßneurose, Verbaler Durchfall

Behandlungsmöglichkeit:

Heftpflaster

FRÜHVOGELEI

(lat. carpe noctem)

Beschreibung:
Fehleinschätzung, durch spätnächtliches Erscheinen am Arbeitsplatz einen frühen Feierabend heraufbeschwören zu können

Symptome:
Zu erkennen sind die Erkrankten daran, dass sie bereits an ihren Schreibtischen sitzen, während sich ihre Vorgesetzten und Kollegen noch genüsslich im Bett umherwälzen und von neuen Arbeitgebern oder Lotteriegewinnen träumen.
Sehr wohl bemerkt wird, wenn sie sich nach über zehn Stunden Arbeit gegen 16 Uhr tatsächlich schon vom Acker machen wollen – wobei die Betonung meist auf »wollen« liegt: Plötzlich fällt dem Chef ein, dass er noch dringend einen wichtigen Report oder eine Vertretung für die Projektsitzung von 18:00 Uhr bis 19:30 Uhr benötigt. Schließlich ist das Wetter viel zu schön, um sich als Vorgesetzter bis halb acht im Firmengebäude aufzuhalten. Gelingt den Betroffenen dennoch die Flucht, mutiert der Weg zur Tiefgarage aufgrund wüster Beschimpfungen der Kollegen (»Faulpelz!«, »Teilzeitkraft!« etc.) regelmäßig zum Spießrutenlauf.

Folgeerscheinungen:
Am Ende des Monats droht den Erkrankten aufgrund zu vieler Überstunden und schwerwiegender Verstöße gegen das Arbeitszeitgesetz nicht selten ein »ernstes Gespräch« mit ihren Vorgesetzten oder dem Betriebsrat. Der frühe Vogel fängt eben doch nicht den Wurm, sondern meistens die Arschkarte.

Verwandte Krankheiten:
Parkplatzpanik, Überstundung

Behandlungsmöglichkeit:
Ausschlafen

F

FUTTERMAL

(lat. maculiasis vestiti)

Beschreibung:
Klein- bis großflächige Verfärbung der Oberbekleidung

Verbreitung:
Tritt in der Regel zwischen Kantinenbesuchen und wichtigen Anschlussterminen auf (zum Beispiel Meetings mit dem Vorstand, Kundengesprächen etc.).

F

Erscheinungsformen:
Leichte Form: Karottensaft auf orangefarbener Krawatte, Schokopudding auf braunem Halstuch
Mittlere Form: Spargelcremesuppe auf schwarzem Sakko, Senf auf beigefarbenem Blazer
Schwere Form: Bolognese-Soße auf weißem Hemd, Gulasch auf cremefarbener Bluse

Umgang mit den Erkrankten:
Kommt drauf an: Sind Sie dem betroffenen Kollegen gegenüber wohlgesonnen, empfiehlt es sich, die Auswirkungen der Krankheit, so gut es geht, zu ignorieren. Steht er hingegen nicht allzu hoch in Ihrer Gunst: pausenlos draufstarren!

Verwandte Krankheiten:
Kantinenbruch, Fleckfieber

Behandlungsmöglichkeit:
Vorsorgemaßnahmen: Bunt gemusterte Blusen, Hawaiihemden; Experten sprechen hierbei von »All-you-can-eat-Bekleidung«.
Reha-Maßnahmen: Umziehen

GARDEROBENSCHWÄCHE

(lat. vestitopenie, engl. fashion insufficiency)

Beschreibung:

Unfähigkeit, sich den Bürogegebenheiten angemessen zu kleiden bzw. beim Kauf von Bekleidungsstücken auf die richtige Größe zu achten

Symptome:

Die Erscheinungsbilder der Garderobenschwäche variieren nach Geschlecht. Während bei Frauen häufig extreme Missverhältnisse von Körperumfang und Kürze (bzw. Enge) der Beinkleider zu beobachten sind, fallen Männer regelmäßig durch Hochwasserhosen und/oder zu kurz gebundene Krawatten negativ auf.

Auch bei der Wahl der Schuhe treten die teilweise dramatischen Ausmaße dieser Krankheit zutage. Zum einen durch Stilettos, deren Absätze man problemlos als Grillspieße verwenden könnte, zum anderen durch mit weißen Tennissocken kombinierte Sandalen oder Pantoletten. Die Erkrankten sind sich ihres Problems vielfach überhaupt nicht bewusst und wundern sich ernsthaft darüber, dass sie in Meetings oder auf Konferenzen von ihren Mitmenschen nur müde belächelt werden.

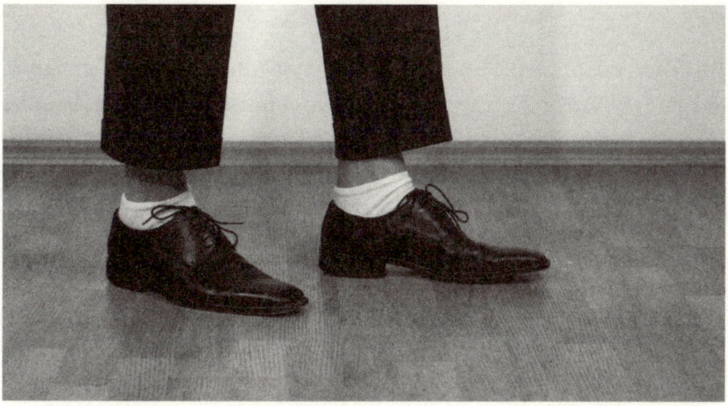

G

Verwandte Krankheiten:
Garderobenschwäche fördert in der Belegschaft häufig den Ausbruch der hinterhältigen *Lästeritis*.

Behandlungsmöglichkeit:
Sprechen Sie die betroffenen Kollegen direkt auf ihre Erkrankung an. Zum Beispiel mit »Gibt's das auch in deiner Größe?« oder »Seit wann arbeiten wir in der IT?«.

G

GELBSUCHT

(gr. ikterus mimicri, dt. [vulg.] Chinesenkrankheit)

Beschreibung:
Regelmäßiges Fernbleiben von der Arbeit ohne triftigen Grund, vielfach durch einen »gelben Urlaubsschein« ärztlich legitimiert

Erscheinungsformen:
Leichte Form: entzündete Haarwurzeln, leichtes Ziehen im kleinen Zeh
Mittlere Form: Arbeitsallergie
Schwere Form: keine

Verbreitung:
In einer europaweit durchgeführten Studie aus dem Jahr 2010 gaben 15 % der Befragten an, ihren Hausarzt bei der letzten Krankschreibung angelogen und das vermeintliche Leiden lediglich vorgetäuscht bzw. extrem dramatisiert zu haben. Weitere 55 % gestanden im Nachhinein, dass sie bei der Beantwortung dieser Frage ebenfalls nicht ganz ehrlich waren.

Folgeerscheinungen:
Eingestaubte Tastaturen, verdorrte Büropflanzen und überarbeitete Kollegen, an denen die ganze Arbeit hängen bleibt.

Bisweilen werden die Betroffenen nach längeren Rekonvaleszenzzeiten von ihren Bürogenossen gar nicht mehr erkannt. Dies hat unter anderem mit der unverschämten Ganzkörperbräune zu tun, die sich die Erkrankten während ihrer Bettlägerigkeit geholt haben müssen.

Nicht zu verwechseln mit:
Hatschie

Behandlungsmöglichkeit:
Krankheit

G

GERÜCHTEPANIK

(gr. rumoritis postremi)

Beschreibung:
Angst, firmeninterne Gerüchte als Letzte(r) zu erfahren

Symptome:
Gerüchtepaniker sind nicht nur sehr neugierige Wesen, sie lieben es auch, frisch aufgeschnappte Halbwahrheiten brühwarm in der ganzen Firma weiterzuverbreiten. Entsprechend groß ist

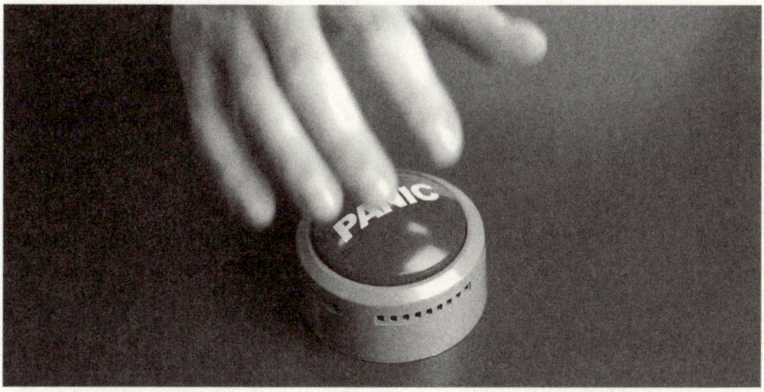

ihre Sorge, nicht direkt und aus erster Hand vom angeblichen Verhältnis des Flittchens aus dem Marketing mit dem neuen Praktikanten oder der vermeintlichen Schwangerschaft der Vorstandssekretärin zu erfahren.
Um ihren Vorsprung gegenüber anderen mit dem Gerüchtepanik-Virus infizierten Kollegen auszubauen, greifen die Erkrankten zu teilweise äußerst subtilen Methoden. So entdecken sie im fortgeschrittenen Alter plötzlich die Nikotinsucht für sich (schließlich sind Raucher immer top informiert), belauschen Gespräche und Telefonate anderer Mitarbeiter oder erfinden neue Gerüchte einfach selbst (»Die Schröder und der Neumann sind heute kurz nacheinander in die Tiefgarage gefahren – ich glaube, da geht was …«).
Werden die infizierten Kollegen ausnahmsweise einmal selbst Opfer firmeninterner Tratschereien, petzen sie es brühwarm und unter Angabe der entsprechenden Quelle(n) dem Betriebsrat.

G

Umgang mit den Erkrankten:
Treiben Sie sie in den Wahnsinn. Zum Beispiel mit Sätzen wie: »Ich weiß was, aber ich darf nicht drüber reden …«

Verwandte Krankheiten:
Lästeritis

Behandlungsmöglichkeit:
Maulkorb, Unterlassungsklage

GESCHIRRAMNESIE

(lat. porcellanose oblivia)

Beschreibung:
Nervige Unsitte, Tassen und Gläser immer an dem Ort stehen zu lassen, an dem man sie aus- bzw. angetrunken hat

Symptome:

Leichte Ausprägung: Der halb volle Kaffeebecher wird im Sitzungszimmer oder auf dem Schreibtisch eines Kollegen ebenso acht- wie herrenlos zurückgelassen.

Mittlere Ausprägung: Kurzer Boxenstopp auf dem allmorgendlichen Weg von der Küche an den Arbeitsplatz. Im Gegensatz zur Blase des Erkrankten bleibt die Teetasse nahezu ungeleert und wird – bestenfalls – am späten Abend vom Reinigungspersonal unter der Toilettenschüssel entdeckt.

Schwere Ausprägung: Sektkelche im Kopierraum, Kaffeebecher in Aktenschränken oder Schreibtischschubladen, Wassergläser in der Tiefgarage, Pilstulpen im Sanitätsraum

Verwandte Krankheiten:

Feierzwang, Spülmaschinenphobie, Tassendieberei

Behandlungsmöglichkeit:

Ginseng-Saft, Ginkgo-Tee

GRUSSSTÖRUNG

(lat. salutopenie)

Beschreibung:

Krankhaftes Missbilligen von Kollegen und Vorgesetzten; äußert sich durch wort- und grußloses Aneinandervorbeigehen im Flur bzw. Nichterwidern von Begrüßungsfloskeln anderer

Symptome:

Beharrliches Schweigen, in besonders hartnäckigen Fällen der Erkrankung kombiniert mit bitterböser Mine, zusammengekniffenen Augen und ruckartigem Wegdrehen des Kopfes

Ursachen:
Unbedenkliche Ausprägung: Hektik, vermindertes Hör- oder Sehvermögen, extreme Schüchternheit, Schlafwandeln
Schwere Ausprägung: Arroganz, Wut, Hass, Misanthropie

Rechtliche Beurteilung:
»Die mehrfache Verweigerung des Grußes gegenüber dem Geschäftsführer nach dessen vorherigem Gruß stellt keine – grobe – Beleidigung dar, die zum Ausspruch einer Kündigung berechtigen könnte oder jedenfalls einen Auflösungsantrag begründet.

G

Durch das Verweigern des Grußes nach einem Personalgespräch können Arbeitnehmer ihre Verärgerung oder Verstimmung anzeigen, ohne damit eine Ehrverletzung zu bezwecken. Der Arbeitgeber, den dies stört und der nicht abwarten will, ob der Arbeitnehmer bald wieder zu dem im Betrieb und außerhalb des Betriebes üblichen Grüßen zurückkehrt, kann Anlass haben, den Arbeitnehmer zu einem weiteren Personalgespräch zu bitten und ihn daran zu erinnern, dass bei allem Verständnis für die aktuellen Gefühle des Arbeitnehmers doch die üblichen Umgangsformen gewahrt werden sollten.« (Landesarbeitsgericht Köln, Urteil vom 29.11.2005, AZ.: 9 (7) Sa 657/05)

Verwandte Krankheiten:
Dumenz, Rush-Aua

Behandlungsmöglichkeit:
Erstens: Wer einen Raum betritt, grüßt!
Zweitens: Auf dem Gang grüßt der, der den anderen zuerst entdeckt!
Weitere Informationen zum Thema entnehmen Sie bitte der Aufklärungsbroschüre »Über den Umgang mit Menschen« des Freiherrn Adolph Franz Friedrich Ludwig Knigge aus dem Jahr 1788.

HATSCHIE

(lat. infectiose fontaenus)

Beschreibung:

In der Vorstellung der Betroffenen oft tödlich verlaufende Erkrankung der Atemwege; landläufig auch »grippaler Infekt« oder »Schnupfen« genannt

Verbreitung:

Tritt vorwiegend (und über alle Hierarchiestufen hinweg) bei männlichen Kollegen auf.

Symptome:

Obwohl die Infizierten ihrer Ansicht nach dem sicheren Tode geweiht sind, schleppen sie sich mit leicht erhöhter Temperatur oder stark verstopfter Nase ins Büro. Schließlich wollen sie die laufenden Projekte noch erfolgreich zu Ende bringen, um ihren Nachfolgern ein bestelltes Feld zu hinterlassen. Für diesen heldenhaften Einsatz erhoffen sie sich von den Kollegen im Gegenzug ein gewisses Maß an Mitleid, das ihnen von der Liebsten zuhause trotz ihres schier unendlichen Leids leider verwehrt bleibt.

Die Erkrankten lassen deshalb keine Gelegenheit aus, auf ihre angespannte gesundheitliche Situation hinzuweisen – sei es durch unvermitteltes Anniesen der Kollegen (ohne vorgehaltene Hand und direkt ins Gesicht), eine unappetitliche Darth-Vader-Geräuschkulisse beim Atmen oder das gezielte Liegenlassen vollgerotzter Taschentücher an fremden Arbeitsplätzen bzw. in der Kantine.

Kommt es infolgedessen zu einer unternehmensweiten Massenepidemie, weisen die (mittlerweile auf wundersame Weise gesundeten) Hatschie-Patienten jegliche Schuld von sich. Kollegen, die sich deshalb eine krankheitsbedingte Büro-Auszeit gönnen, bezeichnen sie despektierlich als »Jammerlappen« und »Weicheier«.

Verwandte Krankheiten:
Mitleids-Defizit-Syndrom, Wochenendtkräftung

Behandlungsmöglichkeit:
Einfach mal zuhause bleiben

HEIMWEH

(engl. sick building syndrome, lat. desiderium patriae)

H

Beschreibung:
Quälende Sehnsucht nach den eigenen vier Wänden oder dem eigenen Balkon; beginnt in der Regel mit dem Betreten des Firmengebäudes.

Ursachen:
Kollegen, Vorgesetzte, dauerklingelnde Telefone, muffige Büroluft durch flächendeckenden Amtsschimmelbefall

Symptome:
Leichte Ausprägung: schlechte Laune
Mittlere Ausprägung: extrem schlechte Laune
Starke Ausprägung: Gewalt- und Zerstörungsfantasien

Verstärkende Faktoren:
Schönes Wetter und sportliche Großereignisse während der Arbeitszeit

Verwandte Krankheiten:
Illuminationsinsuffizienz

Behandlungsmöglichkeit:
Home-Office, Urlaub, Vorruhestand, Lottogewinn

HEK-TICK

(lat. tempopenie)

Beschreibung:

Durch chronischen Zeitmangel hervorgerufene Sprach- und Verhaltensstörung, häufig in Kombination mit Bluthochdruck und Hyperaktivität

Symptome:

Augenscheinlichstes Merkmal des Hek-Ticks ist die pathologische Unfähigkeit der Erkrankten, angefangene Sätze zu vollenden. Sie platzen gerne unangemeldet in fremde Büros und werfen dort – wild mit den Armen herumrudernd – Satzfragmente wie »Wo sind …«, »Bis wann …« oder »Ich hab doch …« um sich. Für weitere Nachfragen stehen sie nicht zur Verfügung, denn so schnell, wie sie das Büro betreten haben, sind sie auch schon wieder weg. In vielen Fällen stellt sich später heraus, dass sie die Kollegen einfach nur verwechselt haben.

Abgesehen davon zeigen sich die Symptome regelmäßig während Meetings (wobei die Erkrankten gerne mit einer Verspätung von über zwanzig Minuten in den falschen Besprechungsräumen auftauchen), am Telefon (beispielsweise durch unvermitteltes Auflegen während laufender Gespräche) oder per E-Mail (Nachrichten ohne Betreffzeilen, willkürlich ausgewählte Empfängerkreise). In der Mittagspause vertilgen sie ihre Mahlzeiten bereits beim Anstehen an der Kantinenkasse.

Verwandte Krankheiten:

Abkürzungswahn, Cholerie, Grußstörung, Rush-Aua

Behandlungsmöglichkeit:

In leichten Fällen Baldrian; bei akuter Ausprägung Ritalin oder Valium

HELFERSYNDROM

(lat. besserwisseritis)

Beschreibung:
Irrglaube, der einzige Mensch auf Erden zu sein, der sich mit irgendetwas auskennt, gepaart mit dem Drang, dieses unverzichtbare Wissen an andere weitergeben zu müssen

Symptome:
Gleich einem Spürhund sind die Erkrankten den lieben langen Arbeitstag auf der Suche nach potenziellen Opfern, denen sie mit ihren profunden Fachkenntnissen sowie ihren pädagogischen (Un-)Fähigkeiten auf die Nerven gehen können. Sie selbst interpretieren sich hingegen als eine Art Büro-Superman, der es auf wundersame Weise immer wieder schafft, genau dort aufzuschlagen, wo er gerade am nötigsten gebraucht wird.

H

Gerne verwendet der Erkrankte Sätze wie »So wird das nix!«, »Das würde ich anders machen« oder »Komm, ich zeig dir das mal eben …«. Anschließend bemächtigt er sich ungefragt der Computermaus des vermeintlich hilfsbedürftigen Kollegen, und binnen weniger Klicks ist das angebliche Problem auch tatsächlich gelöst.
Dumm nur, dass es anfangs gar kein Problem gab. Dafür funktioniert nach der Heldentat des Besserwissers rein gar nichts mehr: Das Tabellenkalkulationsprogramm seines Opfers hat sich aufgehängt, die Datei mit der Vorstandspräsentation ist verschwunden, und im schlimmsten Fall droht gar ein Systemabsturz mit anschließendem Bluescreen. Natürlich weist Superman jegliche Schuld von sich. Wird er vom genervten Kollegen kurze Zeit später aus dem Büro geschmissen, spricht der Erkrankte von »Undankbarkeit« und zieht enttäuscht zum nächsten Opfer weiter.

Verwandte Krankheiten:
Beraterie, Pfusch

Behandlungsmöglichkeit:
Sieht schlecht aus. Schließlich wollen sie selbst helfen und nicht, dass ihnen jemand hilft.

ILLUMINATIONSINSUFFIZIENZ

(dt. Mehr Licht!)

Beschreibung:

Durch permanenten Lichtmangel hervorgerufene Apathie

Verbreitung:

Tritt insbesondere in den Herbst- und Wintermonaten auf (in fensterlosen Büros ganzjährig).

Ursachen:

I/J

31 % aller Büroangestellten beklagen sich über mangelhafte Lichtverhältnisse an ihren Arbeitsplätzen. Dies liegt einerseits an permanent flackernden Neonröhren oder dem ungemütlichen Licht von Energiesparlampen sowie zum anderen an vollautomatischen Jalousien, die bereits bei der geringsten Sonneneinstrahlung herunterfahren, um die Mitarbeiter vor schädlicher UV-A-Strahlung zu schützen. Als ob das nicht schon schlimm genug wäre, verhaken sich die Dinger dabei oft auch noch so, dass sie sich ohne fachmännische Hilfe (und das kann dauern!) gar nicht mehr öffnen lassen.

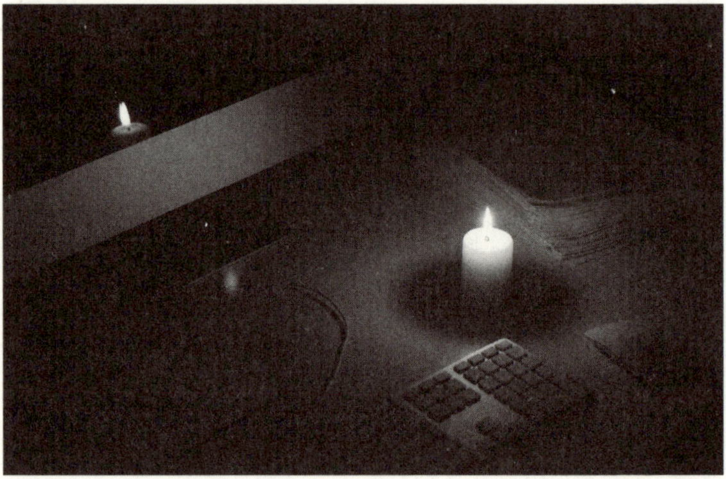

Symptome:

Das Fatale für die Betroffenen: Während das Schlafhormon Melatonin bei schlechter Beleuchtung langsamer abgebaut wird als im Normalfall, vermindert sich gleichzeitig die Produktion des stimmungsaufhellenden Hormons Serotonin. Illuminationsinsuffizienz gilt somit als einer der Hauptverursacher des sogenannten »Büroschlafs«, der – wie neuere Untersuchungen bestätigen – oftmals weder von ihren Mitmenschen noch von den Erkrankten selbst bemerkt wird. So gaben im Rahmen einer Studie des Arbeitsmedizinischen Instituts Bottrop 37 % aller interviewten Büroarbeiter an, sich regelmäßig nach Feierabend zu fragen, was sie eigentlich den ganzen Tag über gemacht haben. Landläufig wird hier auch von »schlafwandeln« (medizinisch: Somnambulismus) gesprochen.

Bei 2 % der Befragten war die Krankheit sogar so stark ausgeprägt, dass sie die Existenz der Sonne mittlerweile für ein bloßes Gerücht hielten. Abgesehen davon leiden viele der betroffenen Kollegen an Aufmerksamkeitsstörungen, Gleichgültigkeit oder Leichenblässe. Und das, wo sie noch nicht einmal in der IT arbeiten.

Verwandte Krankheiten:

Heimweh, Netzhaut

Behandlungsmöglichkeit:

Derzeit tappen die Arbeitsmediziner leider noch im Dunkeln.

INFORMANIE

(lat. informatosis vulgaris, engl. overload)

Beschreibung:

Überfrachtung der Kollegen mit nutzlosen Informationen; führt regelmäßig zu überfüllten E-Mail-Postfächern.

Symptome:
Im Rahmen einer offenen Unternehmenskultur ist es für die Erkrankten selbstverständlich, die Kollegen stets über alles Wesentliche auf dem Laufenden zu halten. An für sich eine löbliche Einstellung – wenn sie es nicht schon für »wesentlich« halten würden, dass sie soeben zwei Zahlen in Excel eingetippt, von irgendjemandem eine Präsentation zu irgendwas erhalten oder im Intranet gerade einen superinteressanten Beitrag zum Thema Mülltrennung entdeckt haben.
Infolgedessen penetrieren sie ihre Umwelt nahezu minütlich mit neuen E-Mails, die häufig Betreffzeilen wie »Wichtige Info« oder »Dringend« tragen und trotz nicht vorhandener Relevanz stets mit der Priorität »hoch« versendet werden.
Das Problem an dieser Informationsoffensive: Verschicken die Erkrankten tatsächlich einmal eine wichtige Mail (zum Beispiel mit einer irrsinnig dringenden Anfrage aus der Geschäftsführung), liest diese kein Mensch, da das genervte Umfeld ihre Nachrichten mittlerweile ungelesen in den Papierkorb befördert.

Verwandte Krankheiten:
Desinformanie, PDFilie, Trivialie

Behandlungsmöglichkeit:
Spreu vom Weizen trennen!

INNEREI

(gr. politis correcta, dt. Schwarzer-Leiden)

Beschreibung:
Krankhafter Zwang, es in der schriftlichen Kommunikation allen Geschlechtern recht machen zu müssen; dehnt sich in schlimmeren Fällen auch auf die mündliche Verständigung aus.

Symptome:

Von: A. Weißer (Gleichstellungsbeauftragte)
An: Alle Mitarbeiter

Betreff: GISELA

Liebe Kolleg(en)Innen,
im Rahmen des Projekts GISELA (»Gleichberechtigte Integration sichert erfolgreiches Leben und Arbeiten«) haben sich die beteiligten MitgliederInnen mehrheitlich dafür ausgesprochen, das bislang im Unternehmen übliche generische Maskulinum durch eine modernere, gendergerechte Sprache zu ersetzen – und zwar vom/von der TopmanagerIn bis hin zur Reinigunsgsfachkr(a)äftIn!
Dies bedeutet, dass Kolleg(en)Innen fortan als Kolleg(en)Innen bzw. MitarbeiterInnen als MitarbeiterInnen anzureden sind – zumindest wenn mehrere Kolleg(en)Innen bzw. MitarbeiterInnen angesprochen werden sollen. Dabei ist es unerheblich, ob der Kreis der Angesproch(en)Innen lediglich aus (augenscheinlich) weiblichen oder (augenscheinlich) männlichen Kolleg(en)Innen bzw. MitarbeiterInnen besteht – schließlich ist es nicht auszuschließen, dass sich Transidentität(en)Innen hierunter befinden!
Betrifft die Anrede hingegen nur eine einzige Person, so obliegt es ausschließlich dieser, über ihr (bzw. sein) gefühltes Geschlecht zu entscheiden (zum Beispiel: »Sehr geehrte(r) Frau/Herr [Nichtzutreffendes bitte streichen]«).
Wir bitten Sie/ihn, dies bei Ihrer/seiner täglichen Arbeit zu berücksichtigen!
Mit freundlichen Grüß(en)Innen,
Alice Weißer
(Gleichstellungsbeauftragte(r))

PS: Im nächsten Schritt beschäftigt sich die Projektgruppe mit den Piktogrammen an den Toilettentüren. Die Vorstellung, dass nur (augenscheinlich) männliche Kolleg(en)Innen Hosen bzw. (augenscheinlich) weibliche Röcke tragen, gilt mittlerweile als überholt.

Verwandte Krankheiten:
Trivialie, Verbaler Durchfall

Behandlungsmöglichkeit:
Hormonbehandlung

ISO-MANIE

(lat. normose neurotica, dt. Zertifizierungszwang)

Beschreibung:
Aberglaube, Dilettantismus durch die Einführung eines »Qualitätsmanagements« übertünchen zu können

Symptome:
Immer mehr Topmanager entscheiden sich dafür, »ihre« Unternehmen nach den strengen Anforderungen der Internationalen Organisation für Normung (ISO) zertifizieren zu lassen. Hiermit soll den Kunden unter anderem vorgegaukelt werden, die Firma wäre ernsthaft an der kontinuierlichen Verbesserung ihrer Produkte und Arbeitsabläufe interessiert.
Tatsächlich geht es den an der ISO-Manie erkrankten Führungskräften jedoch nur darum, hübsche Zertifizierungssiegel auf der Unternehmenshomepage oder den Firmenbriefbögen präsentieren zu dürfen. In Einzelfällen nehmen diese dabei bis zu 50 % des zur Verfügung stehenden Platzes ein.

Erscheinungsformen:
ISO 9000 (Grundlagen): Macht irgendjemand im Unternehmen irgendwas?
ISO 9001 (Mindestanforderungen): Sind mindestens 20 % der Mitarbeiter in der Lage, bis mindestens 3 zu zählen?

ISO 9004 (Total-Quality-Management): Hat die Unternehmensführung schon einmal von den Buchstaben »T«, »Q« oder »M« gehört?
ISO 19011 (Umweltmanagement): Steht auf dem Firmengelände ein Baum?

Folgeerscheinungen:
Im Laufe des mehrwöchigen, schweineteuren Untersuchungsverfahrens (im Fachjargon »Audit« genannt) kommt es bei der Belegschaft regelmäßig zu Erschöpfungs- und Stresserscheinungen. Grund hierfür ist die Anweisung der Geschäftsführung, während der Anwesenheit der Auditoren »ausnahmsweise alles anders zu machen als sonst«. Die Kosten für das Unterfangen werden selbstverständlich auf die Kundschaft umgewälzt, zum Beispiel durch unverschämte Preiserhöhungen.

Verwandte Krankheiten:
Kundenkontaktallergie, Papiertigerei

Behandlungsmöglichkeit:
Mut zur Wahrheit, selbst wenn diese mit »Qualität« rein gar nichts zu tun hat

JAHRESABSCHUSS

(gr. amnesia celebratis, engl. hangover)

Beschreibung:
Bedenkliche Erinnerungslücken nach dem Besuch der obligatorischen Jahresabschlussveranstaltung (oft auch »Betriebsweihnachtsfeier« genannt)

Krankheitsverlauf:

07:23 Uhr: Wo bin ich? Das ist nicht mein Bett, und das neben mir … Oh Mann – wieso ausgerechnet die Müller aus der Personalabteilung?

07:24 Uhr: Anziehen und Rückzug. Kurze, kalte Dusche zuhause und ab ins Büro. Zuvor noch eben zwei Aspirin.

08:15 Uhr: Aller guten Dinge sind drei!

08:22 Uhr: Was meinte der Schmidt aus der Buchhaltung eben am Kaffeeautomaten mit »Na, du alter Tanzbär – auch schon wach«? Und seit wann sind wir per Du?

08:35 Uhr: E-Mail aus der Unternehmenskommunikation. Betreff: »Bilder von der gestrigen Weihnachtsfeier«

08:42 Uhr: Haha, lustig. Auf Foto Nummer 126 steht ein lediglich mit Stringtanga bekleideter Typ auf dem Tresen und schlürft Sekt aus einem Damenschuh. Was für ein Idiot!

I/J

08:37 Uhr: OMG. Der Idiot bin ich.

08:42 Uhr: Der Kollege von gegenüber betritt das Büro und verbreitet umgehend das Gerücht, ich hätte den Chef gestern Abend ein »fettes Ross« genannt. Kollege war anscheinend betrunken …

09:07 Uhr: E-Mail vom Vorgesetzten. Betreff: »In mein Büro! Sofort!!!«

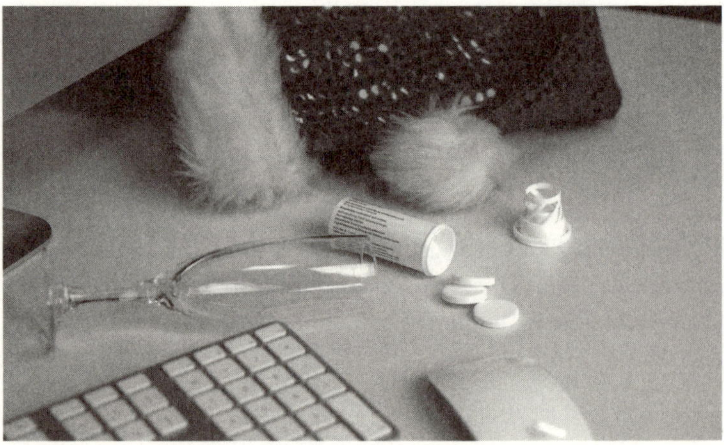

09:25 Uhr: Glück gehabt. Chef scheint mir tatsächlich abzunehmen, dass ich »netter Boss« gemeint habe. Schmeiße als Zeichen der Versöhnung eine Runde Aspirin.
10:13 Uhr: Besuch von Frau Wagner aus der Poststelle. Sie bittet um umgehende Erstattung der Reinigungskosten für ihren Hosenanzug. Angeblich hätte ich ihr … Nun ja, vermutlich war der Fisch schlecht.
12:00 Uhr: Mittagspause gerät zum Fiasko. Die Kollegen lachen, tuscheln und zeigen mit dem Finger auf mich. Essen bleibt mangels Appetit nahezu unangetastet.
13:03 Uhr: Kopfschmerzen fühlen sich an, als würde AC/DC direkt unter meiner Schädeldecke »Highway to hell« intonieren. Apropos: Wo ist eigentlich mein Wagen? Wollte ich ihn nicht noch rechtzeitig …
13:05 Uhr: Anruf bei der Polizei schafft Klarheit. PKW steht sicher beim Abschleppunternehmen meines Vertrauens und kann gegen eine Unkostenpauschale von 279,50 Euro abgeholt werden.
13:49 Uhr: Fasse festen Vorsatz: Nie wieder Alkohol!
14:59 Uhr: E-Mail von Frau Müller aus der Personalabteilung: »Wieso warst du heute Morgen so schnell weg, mein Schnuffelhase? Hast du eigentlich am ersten Weihnachtsfeiertag schon etwas vor? Würde dich gerne meinen Eltern vorstellen! Komm gleich mal in deinem Büro vorbei, um die Details zu besprechen.«
15:00 Uhr: Feierabend. Auf dem Weg zur Bushaltestelle komme ich zufällig am Weihnachtsmarkt vorbei. Erinnere mich an meinen Vorsatz und bleibe hart!
15:03 Uhr: Ein Glühwein geht jedoch immer …

Verwandte Krankheiten:
Eventismus, Feierzwang

Behandlungsmöglichkeit:
Apfelsaftschorle

JAMMERRHOE

(lat. omnis merde)

Beschreibung:

Fortwährende Unmutsbekundungen über die gegenwärtige Arbeitssituation, Kollegen und Vorgesetzte oder das Unternehmen im Allgemeinen und Besonderen

Symptome:

Jammern gehört, neben Essen, Trinken, Schlaf und Atmung, zu den existenziellen Grundbedürfnissen der Erkrankten. Es vergeht kaum ein Arbeitstag, an dem sie nicht alles scheiße finden, die Menschen um sie herum sowie ihre Aufgaben verfluchen und lauthals mit der sofortigen Aufkündigung ihres Arbeitsvertrags drohen. Bevorzugt tun sie das zusammen mit anderen Erkrankten, wobei die Frage, wer es gerade am schwersten hat, mitunter zu einem regelrechten Wettkampf ausarten kann.

Umgang mit den Erkrankten:

In der Regel geht es den Betroffenen nicht um die Beseitigung vermeintlicher Probleme, sondern um das Jammern an sich. Vermeiden Sie deshalb lösungsorientierte Ansätze in jeglicher Form, und lassen Sie die Erkrankten einfach rumheulen – sie brauchen das! Verspüren Jammerhoe-Patienten hingegen Zufriedenheit und unbeschwertes Glück, kommt es nicht selten zu Entzugserscheinungen, die teilweise sogar dazu führen, dass die Betroffenen frustriert den Arbeitgeber wechseln – in der Hoffnung, dass bald endlich wieder alles scheiße ist.

Verwandte Krankheiten:

Panama-Syndrom, Pessimismus, Problemie

Behandlungsmöglichkeit:

Sind doch eh alle doof!

KAFFEERAUSCH

(gr. koffeinitis dionysi)

Beschreibung:

Unkontrollierter Tatendrang nach der morgendlichen Koffeinaufnahme

Krankheitsverlauf:

Einleitungsphase (ca. 9:00 Uhr bis 09:07 Uhr): Der Betroffene fühlt sich müde, schlapp und lustlos. Um sich vor den Stapeln an Arbeit (die sich anscheinend über Nacht auf dem Schreibtisch angehäuft haben) abzulenken, entschließt er sich missmutig, die Kaffeemaschine in Gang zu setzen.

Ablenkungsphase (ca. 09:07 Uhr bis 09:14 Uhr): Während die Kaffeemaschine im Büro lautstark vor sich hinröchelt, ist an konzentriertes Arbeiten nicht zu denken. Der Erkrankte nimmt sich vor, das Wunderwerk der Technik demnächst zu entkalken, und entschwindet in Richtung Toilette.

Kritische Phase (ca. 09:15 Uhr): Kaffee ist fertig!

Aufbauphase (ca. 09:16 Uhr bis 09:18 Uhr): Das Koffein beginnt zu wirken.

Akutphase (ca. 09:18 Uhr bis 09:29 Uhr): Der Puls steigt, ein beunruhigender Motivationsschub durchflutet den Körper. Der Erkrankte beginnt damit, hektisch seine E-Mails zu beantworten, Anrufe zu tätigen oder in Akten herumzublättern. Auf seiner Stirn bilden sich Schweißperlen. Die Kollegen gucken besorgt.

Abklingphase (ca. 09:30 Uhr bis 09:45 Uhr): Arbeit macht hungrig. Frühstückspause mit kleinem Zwischensnack (zwei Schnitzelbrötchen plus eine Butterbrezel – in Summe 1100 kcal).

Normalisierungsphase (ca. 09:45 Uhr bis Feierabend): Der Betroffene fühlt sich müde, schlapp, lustlos und vollgefressen. Für zusätzliche Koffeinaufnahme fehlt die Kraft.

K

Verwandte Krankheiten:
Restezicken

Behandlungsmöglichkeit:
Blümchenkaffee und Kräutertee

KANTINENBRUCH

(lat. fractura per salatam)

Beschreibung:
Schmerzhafte Knochenverletzung durch Ausrutschen auf verschütteter Salatsoße in der Kantine

K

Rechtliche Beurteilung:
»Die Nahrungsaufnahme ist grundsätzlich dem privaten Lebensbereich zuzurechnen. Selbst wenn der Weg zu und von der Kantine weg versichert ist, endet dieser Versicherungsschutz mit dem Durchschreiten der Außentür der Kantine. Die Wege innerhalb sowie der Aufenthalt in der Kantine sind unversichert. Besondere betriebliche Umstände, die die Nahrungsaufnahme in der Kantine erfordert hätten, liegen im betrachteten Fall ebenso wenig vor wie außergewöhnliche Begleitumstände – zum Beispiel die Notwendigkeit, das Essen aus betrieblichen Gründen hastig verzehren zu müssen. Der durch Salatsoße verunreinigte Kantinenboden stellt darüber hinaus keine besondere betriebsspezifische Gefahrenquelle dar. Entsprechende Verschmutzungen kommen ebenso in anderen Selbstbedienungsrestaurants vor.« (Sozialgericht Heilbronn, Urteil vom 26.03.2012, Aktz.: S 5 U 1444/11)

Verwandte Krankheiten:
Futtermal

Heilungsmöglichkeit:
Dann doch lieber gleich zur Frittenbude nebenan. Da weiß man wenigstens, wofür man sich in der Mittagspause die Knochen frakturiert.

KANTINITIS

(lat. relatiose cantina)

Beschreibung:
Du bist, mit wem du isst.

Symptome:
Die Kantine ist der Golfplatz des kleinen Mannes. Hier werden in entspannter Atmosphäre Kontakte geknüpft, Informationen ausgetauscht, dreckige Witze erzählt und die neuesten Gerüchte verbreitet. Weitaus wichtiger ist allerdings, mit wem man dort gesehen wird – zumindest für die an dieser Bürokrankheit leidenden Kollegen. Bevorzugt verabreden sich die Betroffenen (in der Regel unter Zuhilfenahme billiger Vorwände) mit Führungskräften oder attraktiven Menschen des anderen Geschlechts zum gemeinsamen Lunch, wobei sie stets darauf achten, dass die Essens-Termine um exakt zwölf Uhr beginnen. Schließlich ist die Kantine zu diesem Zeitpunkt immer proppenvoll, was die Wahrscheinlichkeit erhöht, von möglichst vielen Kollegen in Gegenwart ihrer enorm wichtigen oder bildhübschen Mitesser gesehen zu werden.

Psychologische Betrachtung:
Psychologen sprechen bei dieser Büroerkrankung von »projektiver Identifikation«: Die Betroffenen versuchen, ihr mangelndes Selbstwertgefühl und/oder Können durch exzessives Gesehenwerden mit höher angesehenen Kollegen zu kompensieren bzw. deren Ansehen auf sich selbst zu projizieren.

Teilweise tatsächlich mit Erfolg. So wird immer wieder von Fällen berichtet, in denen sich an Kantinitis Erkrankte regelrecht »hochgefressen« haben sollen – was in vielen Betriebsrestaurants allerdings mit enormen physischen Qualen verbunden sein kann.

Verwandte Krankheiten:
Kantinenbruch, Networking, Speiseplanlosigkeit

Behandlungsmöglichkeit:
Nulldiät

KATEGORISCHER KONJUNKTIV

K

(gr. konjunctivitis generalis)

Beschreibung:
Verbale Arbeits- und Verantwortungsvermeidungsstrategie; äußert sich durch die inflationäre Verwendung von Indefinitpronomen und Konjunktiven.

Symptome:
Eins muss man den Erkrankten lassen: Gute Ideen haben sie! Wenn sie sich nun noch dafür verantwortlich fühlten, diese auch in die Tat umzusetzen oder zumindest effektiv zu delegieren … Stattdessen hantieren sie in E-Mails und Besprechungen andauernd mit Formulierungen wie »irgendjemand müsste«, »man sollte« oder »einer könnte ja mal« herum. Dumm nur, dass sich niemand der Beteiligten mit »irgendjemand«, »man« oder »einer« angesprochen fühlt.
Die Erkrankten selbst natürlich ebenfalls nicht – schließlich hatten sie ja bereits die entscheidende Idee, was grundsätzlich zu tun wäre, wenn sich nur ein Dummer dafür finden würde. Das muss ihrer Ansicht nach reichen.

Verwandte Krankheiten:
Dumenz

Behandlungsmöglichkeit:
Viele Firmen haben mittlerweile sogenannte »Konjunktivkassen« in ihren Meetingräumen stehen, in die die Besprechungsteilnehmer für jeden laut geäußerten Konjunktiv eine Strafgebühr zu entrichten haben. Vereinzelt übersteigt der Inhalt der Konjunktivkasse dabei das Jahresergebnis des Unternehmens um ein Vielfaches.

KEKSKOMA

(lat. koma culinara)

K

Beschreibung:
Unangenehmes Völlegefühl während und nach ereignisreichen Meetings

Krankheitserreger:
Gebäckmischung »Premium Deluxe extrafein«; 1000 g zu 1,29 Euro (mehr war im Projektbudget leider nicht drin)

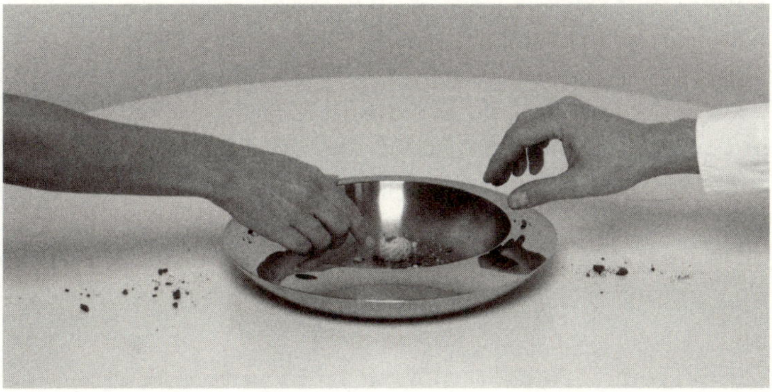

Verlauf:
09:03 Uhr: Himmelarsch, ist das Meeting langweilig …
09:05 Uhr: Ich glaub, ich ess mal einen von diesen ekelhaften Keksen, um wach zu bleiben.
09:09 Uhr: Cool! Wenn ich mich in Richtung der Kekspackung beuge, kann ich der Lehmann voll in den Ausschnitt gaffen.
09:15 Uhr: Lalalala …
09:17 Uhr: So schlecht sind die Kekse eigentlich gar nicht.
09:21 Uhr: Ein roter BH – also, ich weiß nicht …
09:25 Uhr: Trotzdem geile Möpse!
09:27 Uhr: Der kleine Fettwanst aus der Buchhaltung linst die ganze Zeit auf die Waffelröllchen. Dem zeig ich's!
09:35 Uhr: Ich kann keine Kekse mehr sehen!
09:36 Uhr: Einen noch …
09:42 Uhr: Hehe, Dr. Müller hat gerade »blasen« gesagt …
09:44 Uhr: Wie schmecken eigentlich die mit Marmelade drauf?
09:47 Uhr: Mist, die Lehmann hat's gemerkt und ihr Oberteil nach oben gezogen.
09:49 Uhr: Nur noch ein Keks in der Packung – jetzt heißt es schnell sein!
09:53 Uhr: Ich glaub, ich muss mich übergeben …

Verwandte Krankheiten:
Bürozucker, Fäulnis (innere)

Behandlungsmöglichkeit:
Oberländer Doppelkorn, 38 % vol., 0,7 Liter zu 0,89 Euro (mehr ist beim aktuellen Nettogehalt leider nicht drin)

KINDERWAHN

(lat. graviditas blablais)

Beschreibung:
Unfähigkeit, sich über Themen zu unterhalten, die nichts mit kleinen plärrenden Menschen zu tun haben

Verbreitung:
Vom Kinderwahn betroffen sind ausschließlich Kolleginnen ab dem 25. Lebensjahr. Achtung: Innerhalb der Risikogruppe ist die Krankheit extrem ansteckend!

Verlauf:
Zumeist beginnt der Kinderwahn mit der ersten eigenen Schwangerschaft und endet – bei Großmüttern – mit dem Renteneintritt. In kleineren Gruppen rotten sich die Erkrankten in der Kaffeeküche oder auf den Gängen zusammen, um dort ausgiebig über Schwangerschaften, Geburten, Babynahrung, Bäuerchen, Stuhlkonsistenz, Krabbelgruppen, Sprachfortschritte, Kindergarten- und Schulprobleme, präpubertäre Verhaltensmuster sowie Kindererziehung im Allgemeinen und Speziellen zu diskutieren. Im weiteren Verlauf der Krankheit werden diese Unterhaltungen immer seltener von Arbeit unterbrochen.

Weitere Anzeichen:
Auch an den Schreibtischen der betroffenen Kolleginnen wird das Leiden offenkundig: Neben einer Fülle von Babyfotos und Kleinkindschmierereien (die die Erkrankten tatsächlich »Bilder« nennen) tummeln sich unzählige Bügelperlenformen, Fimomännchen, Kastanienigel und sonstige unambitionierte Pseudobasteleien.
Nahezu stündlich brüllen die Betroffenen sonderbare Laute wie »gagga-guggu« oder »gutschi-gutschi« in den Telefonhörer. Letzteres hat entgegen anderslautenden Gerüchten jedoch nichts mit dem ähnlich klingenden italienischen Modelabel zu tun.

Verwandte Krankheiten:
Posterie, Schnappstuss

Behandlungsmöglichkeit:
Geschlechtsumwandlung, Umschulung zur Kindergärtnerin

KLEBTOMANIE

(gr. post-it-is)

Beschreibung:
Krankhafter Zwang, den Arbeitsplatz mit beschriebenen Klebezetteln zu dekorieren

K

Verlauf:
Meist beginnt die Klebtomanie mit einem einzigen am Rahmen des Monitors angebrachten Klebezettel, auf den der Betroffene Dinge wie »Chef anrufen« schreibt. Da sich aus dem Telefonat mit dem Vorgesetzten gleich mehrere wichtige To-Dos ergeben, werden diese umgehend auf weiteren Zetteln notiert, die der Erkrankte anschließend an die (noch) freien Stellen am Bildschirmrand anheftet. Unglücklicherweise fehlt aufgrund der Dringlichkeit der Aufgaben jedoch die Zeit, nicht mehr benötigte Notizen zu entfernen – der Beginn eines fatalen Teufelskreises (daher die Redewendung »sich verzetteln«). Im fortgeschrittenen Stadium der Klebtomanie sind die Monitore (und teilweise auch die Mäuse und Tastaturen) der Erkrankten nicht mehr als solche zu erkennen.

Warnung:
Gemäß einer EU-Richtlinie haben erste Hersteller bereits damit begonnen, entsprechende Warnhinweise auf die Verpackungen aufzudrucken: »Klebezettel machen schnell süchtig – fangen Sie am besten gar nicht damit an!«

Verwandte Krankheiten:
Protokollie

Behandlungsmöglichkeit:
Hirn einschalten und nicht jeden Blödsinn sofort aufschreiben!

• •

KLEPTOMANIE

(gr. mopsiasis pencilaris, engl. longfinger disease)

Beschreibung:
Irrglaube, sämtliche offen herumliegenden Büro- und Schreibmaterialien wären die eigenen; weitet sich bei Kollegen mit Nikotinabusus zudem auf Zigarettenschachteln und Feuerzeuge aus.

K

Diagnose:
Ob auch Sie von dieser Bürokrankheit betroffen sind, lässt sich mit wenigen Fragen bestimmen:

1.) Zählen Sie zu Beginn eines Arbeitstages all Ihre Kugelschreiber, Bleistifte, Büroklammern, Radiergummis, Gummibänder, Heftklammern, Klebezettel, Briefumschläge, Tesafilmabroller, Locher und Tacker zusammen. Merken Sie sich diese Zahl (wir nennen sie an dieser Stelle der Einfachheit halber x).
2.) Notieren Sie sich, wie viel davon Sie im Laufe des Arbeitstages selbst verbrauchen (y).
3.) Wiederholen Sie kurz vor Feierabend den Zählvorgang aus 1.). Der hieraus resultierende Wert wird exemplarisch mit z dargestellt.

Gilt nun $(x-y) < z$, sollten Sie dringend einen Arzt konsultieren und Selbstanzeige erstatten! Zu Ihrer Entlastung: Die Firmenkugelschreiber sehen sich aber auch alle zum Verwechseln ähnlich …

Gilt (x-y) > z, wäre es ratsam, die Kollegen künftig ein wenig genauer im Auge zu behalten.
Bei x = z liegt hingegen ein ganz anderes Problem vor. Haben Sie etwa schon wieder einen ganzen Tag lang nichts gearbeitet, Sie fauler Hund?!

Verwandte Krankheiten:
Schnorritis

Behandlungsmöglichkeit:
Firmenweites Überwachungsnetz, Ortungschips

KLICK-SYNDROM

K

(lat. kulliose nervosa)

Beschreibung:
Obsessives Kugelschreiberklackern am Arbeitsplatz oder während Besprechungen

Erscheinungsformen:
Leichte Form: Klick – Klack. Pause. Klick – Klack. Pause.
Mittlere Form: Klick – Klack – Klick – Klack – Klick – Klack.
Schwere Form: Siehe »Mittlere Form«. Zusätzlich stößt der Erkrankte aufgrund eines anormalen Bewegungsdrangs in den Beinen regelmäßig mit seinem Knie gegen die Tischkante – selbstverständlich asynchron zu den Kugelschreiber-Klick-Klacks.

Folgeerscheinungen:
Genervte Kollegen, böse Blicke, Anfeindungen. Bei Personen, die sich in unmittelbarer Nähe eines Erkrankten befinden, kommt es darüber hinaus häufig zu leichteren Verletzungen durch herumfliegende Kugelschreiberclips.

Umgang mit den Erkrankten:
Bitte nur in Gedanken töten!

Verwandte Krankheiten:
Blackberrie, Bleivergiftung

Behandlungsmöglichkeit:
Empirische Studien belegen, dass Infektionen mit dem Klick-Syndrom bei Besitzern von Dienst-Smartphones signifikant seltener auftreten als bei Kollegen ohne. Angeblich würden die Erkrankten mithilfe von Kugelschreibern unbewusst versuchen, ihre dahin gehenden Statusängste zu bekämpfen.
Die meisten Firmen lehnen eine flächendeckende Versorgung aller Kollegen mit Diensthandys aus Kostengründen allerdings ab. Das Klick-Syndrom wird uns somit also leider noch lange begleiten – zumindest bei den diensthandylosen Mitarbeitern am falschen Ende der hierarchischen Nahrungskette.

KLOBÜRSTENPHOBIE

(lat. hygienopenia closetis)

Beschreibung:
It's a dirty job but someone's gotta do it – im Idealfall der Verursacher selbst. Leider kommt der Idealfall in der Praxis allerdings viel zu selten vor.

Verbreitung:
Zum Zeitpunkt der Erstellung dieses arbeitsmedizinischen Standardwerks lieferte Google bei der Suche nach den beiden Begriffen »Büro« und »Klobürste« rund 200 000 Treffer. Ein unschönes Indiz für eine flächendeckende Epidemie.

Erscheinungsformen:
Es gibt Dinge, die will man nicht sehen! Somit wäre an dieser Stelle auch schon alles gesagt.

Verwandte Krankheiten:
Mülltrennungsdefekt, Toilette-Syndrom

Heilungsmöglichkeit:
Im Jahr 2006 machten die britischen Forscher Melissa Bateson, Daniel Nettle und Gilbert Roberts eine interessante Entdeckung: Sie fanden heraus, dass sich die Bereitschaft, einen freiwilligen Obolus in die Kaffeekasse zu entrichten, um das 2,76-fache erhöht, wenn in der Nähe der Kasse fotokopierte Bilder von menschlichen Augenpartien angebracht wurden. Nach Ansicht des Forschertrios könnten diese Augenbilder auch auf Bürotoiletten eine gewisse »reinigende Wirkung« haben. Allerdings dürfte die Methode bei den gesunden Kollegen tendenziell eher auf Widerstand stoßen. Wer fühlt sich bei den produktivsten Sitzungen im gesamten Firmengebäude schon gerne beobachtet?

KLOPFWEH

(lat. morbus applausus)

Beschreibung:
Durch rhythmisches Klopfen auf Pulte oder Tische hervorgerufene Schädigung der Fingerknöchel

Verbreitung:
Tritt bevorzugt nach Vorträgen und Präsentationen auf.

Ursachen:
Die Unsitte, am Ende eines Vortrags wild auf der Tischplatte herumzuhämmern, geht vermutlich auf einen Studentenbrauch

aus dem 18. Jahrhundert zurück. Damals wurden Neuankömmlinge mit »Austrommeln«, also dem Klopfen mit Stöcken auf den Boden, begrüßt. Später entwickelte sich hieraus eine Beifallsbezeugung für besonders gelungene Vorlesungen oder Referate.

Es ist somit höchstwahrscheinlich akademischen Schnöseln zu verdanken, dass sich diese Verhaltensweise im Laufe der folgenden Jahrhunderte auch in das Büro- und Berufsleben eingeschlichen hat – mit dem kleinen Unterschied, dass die Stöcke mittlerweile durch Knöchel und die Böden durch Tische ersetzt wurden.

Doch auch die Bedeutung der Geste hat sich im Laufe der Zeit grundlegend verändert. Während es früher darum ging, seine Begeisterung für das eben Gehörte zum Ausdruck zu bringen, dient das Gehämmere heute primär dazu, die während des Vortrags eingeschlummerten Kollegen auf das Ende des Referats hinzuweisen und sie »sanft« in die triste Büro-Realität zurückzuholen.

Selbstverständlich würde das Weckmanöver genauso gut mit gewöhnlichem Händeklatschen funktionieren. Allerdings hätte man dann keine Hand mehr frei, um parallel dazu am Smartphone herumzufummeln oder ein letztes Mal beherzt in die Kekspackung zu greifen.

Symptome:

Variieren je nach Klopfintensität und Untergrundbeschaffenheit; von leicht angeschwollenen Knöcheln bis hin zu gebrochenen Fingern ist nahezu alles möglich.

Verwandte Krankheiten:

Sick-Off-Meeting

Behandlungsmöglichkeit:

Pfeifen

KOLLEGENAMNESIE

*(engl. Who-the-f*ck-is-that-disease)*

Beschreibung:

Unfähigkeit, Kollegen außerhalb der Arbeitszeit bzw. des Firmengeländes wiederzuerkennen

Symptome:

An dieser Bürokrankheit leidende Menschen scheinen ihr firmeninternes Gesichtsgedächtnis beim Verlassen des Unternehmensgebäudes regelmäßig am Empfang abzugeben.

Zumindest entsteht dieser Eindruck, wenn sie Kollegen, mit denen sie tagein, tagaus dasselbe Stockwerk (wenn nicht sogar dasselbe Büro) teilen, bei zufälligen Begegnungen nach Feierabend konsequent ignorieren. Wort- und grußlos ziehen sie an ihnen vorüber und würdigen sie dabei keines Blickes. Doch nicht immer ist diese Verhaltensweise böse gemeint. Hier gilt es, die jeweiligen Gründe zu unterscheiden, die zum Auftreten der heimtückischen Krankheit führen können.

K

Ursachen:

1.) Kleider machen Leute: Normalerweise bekommen sie den Leiter der Buchhaltung nur mit Anzug, Krawatte und Schrägscheitel zu Gesicht. Das Vorstellungsvermögen der Erkrankten reicht oftmals nicht aus, um eine direkte Verbindung zwischen dem Vorgesetzten und dem dickbäuchigen Gnom mit zerzausten Haaren, der ihnen im Freibad gerade halb nackt gegenübersteht, herzustellen.
2.) Dicke Hose: Manche an der Kollegenamnesie leidende Individuen gaukeln ihren Angehörigen vor, sie wären in der Firma die wichtigste Person neben dem Vorstandsvorsitzenden – obwohl sie in Wahrheit nur darauf achten, dass die Mitarbeiter nach dem Mittagessen das Besteck ordentlich auf das Spülmaschinen-Laufband legen. Damit ihr mühsam errichtetes Lügengebäude nicht ins Wanken

gerät, gehen sie beim Einkaufen mit der Göttergattin (oder dem Göttergatten) stets auf Nummer sicher und grüßen daher nicht. Werden sie dabei trotzdem von einem Kollegen angesprochen, streiten sie alles ab und sprechen von einer »infamen Verleumdung«.

3.) Selbstschutz: Wechseln die Infizierten beim Anblick von Kollegen panisch die Straßenseite, liegt eine willentlich gesteuerte partielle Blindheit durch Ignorieren vor. Diese tritt insbesondere dann auf, wenn es sich beim betreffenden Kollegen um den direkten Vorgesetzten des Erkrankten handelt, der auch gerne mal samstags auf dem Wochenmarkt oder nach Feierabend an der Tankstelle dringliche To-Dos an seine Untergebenen verteilt.

4.) Gentle(wo)men's Agreement: »Shit – was macht denn die Mayer aus dem Marketing hier im Sauna-Club?«

K

Verwandte Krankheiten:
Dumenz, Grußstörung

Behandlungsmöglichkeit:
Man muss nicht immer alles gleich heilen. Manche Bürokrankheiten haben durchaus ihren Sinn …

KORINTHENKACKEREI

(lat. cacitis rosinarum)

Beschreibung:
Notorische Unfähigkeit, zwischen wesentlichen Dingen und unbedeutendem Kleinkram unterscheiden zu können

Verbreitung:
Tritt vorwiegend in zahlenlastigen Bereichen wie der Buchhaltung, dem Controlling oder der internen Revision auf.

Symptome:

Korinthenkacker sind äußerst gewissenhafte Wesen – denken zumindest sie. In einer Akribie, die in der Natur noch ihresgleichen sucht, vergleichen sie kilometerlange Ziffernkolonnen mit anderen Zahlenreihen, um sich am Ende dieser tagesfüllenden Sisyphusarbeit an einer Abweichung im μ-Bereich aufzuhängen.
Dann machen sie unternehmensweit die Pferde scheu: Sämtliche für die Zahlen verantwortlichen Kollegen geraten unter Generalverdacht, stümperhaft zu arbeiten, und müssen sich in kurzfristig anberaumten stundenlangen Krisensitzungen dazu äußern, weshalb sie auf einen Wert von 3 865 274,12 Euro kommen – wo doch die Erkrankten in ihren eigenen Berechnungen unumstößliche 3 865 274,09 Euro ermittelt haben. Dass sie durch die sinnfreie Bindung wertvoller Ressourcen damit weitaus mehr Schaden als Nutzen anrichten, ist ihnen egal. Schließlich erledigen sie ja nur gewissenhaft ihren Job.

Umgang mit den Erkrankten:

Verzichten Sie im Beisein eines Korinthenkackers auf Begrifflichkeiten wie »circa«, »annährend«, »grob überschlagen« oder »Pi mal Daumen«. Er wird sie nicht verstehen.

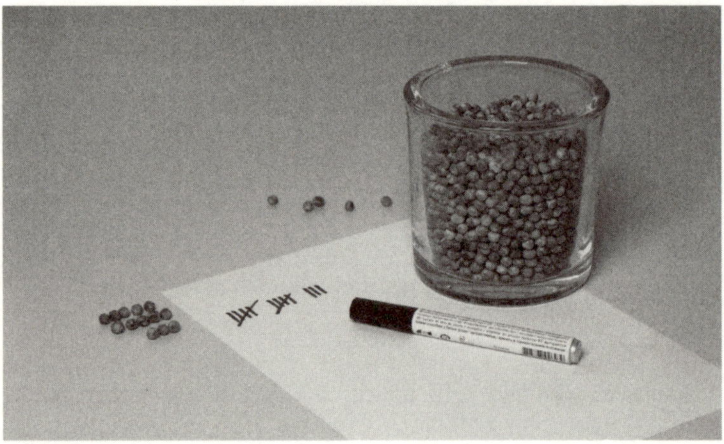

Verwandte Krankheiten:
Buchhalternase, Planungswahn, Problemie

Behandlungsmöglichkeit:
Selbst wenn es schrecklich wehtut: Einfach mal alle fünf gerade sein lassen.

KRYPTOLOGIE

(lat. mandatose confusis, dt. Anforderungsinsuffizienz)

Beschreibung:
Unfähigkeit vieler Auftraggeber, ihre Anforderungen klar und verständlich zu formulieren

Verbreitung:
Tritt vergleichsweise häufig bei leitenden Angestellten oder Managern auf.

Symptome:
Für den erkrankten Auftraggeber ist klar, was er will: ein Schaubild, das die Entwicklung von Umsatz und verkaufter Menge (unterteilt nach den wichtigsten Produktgruppen) für das laufende Jahr darstellen soll. Dumm nur, dass der Auftragnehmer wieder einmal unfähig war, seine präzise Beschreibung »Machen Sie mir doch eben mal so ein Dings mit Linien!« in die Tat umzusetzen, und stattdessen etwas völlig anderes liefert.
Typisch für dieses Krankheitsbild ist, dass die Betroffenen davon ausgehen, dass Kollegen und Mitarbeiter ihre Gedanken lesen können. Somit halten sie es grundsätzlich auch nicht für nötig, auf Rück- oder Verständnisfragen zu reagieren. Tun sie es ausnahmsweise doch, tragen kryptische Antworten wie »In blau!« oder »So ähnlich, wie es ein anderer Kollege ir-

gendwann schon einmal gemacht hat« allerdings nur sehr begrenzt für die Beseitigung der massig vorhandenen Unklarheiten bei.
Besonders kritisch wird dieses Büroleiden, wenn die Erkrankten ihre »Anforderungen« handschriftlich bei ihren jeweiligen Auftragnehmern platzieren. Dann kommen bei Letzteren zu den ohnehin schon vorhandenen inhaltlichen Verständnisschwierigkeiten meist noch unlösbare Probleme grafologischer Art hinzu. Experten sprechen hierbei vom »Hieroglyphischen Eid«, den BWL-Studenten bei der Diplomvergabe ablegen.

Folgeerscheinungen:
Oft reden sich die Betroffenen aufgrund ihrer Erkrankung ein, dass sie im Unternehmen ausschließlich von Idioten umgeben wären. Sich selbst nehmen sie von diesem pauschalen Vorurteil natürlich aus.

K

Verwandte Krankheiten:
Chartwahn, Hek-Tick

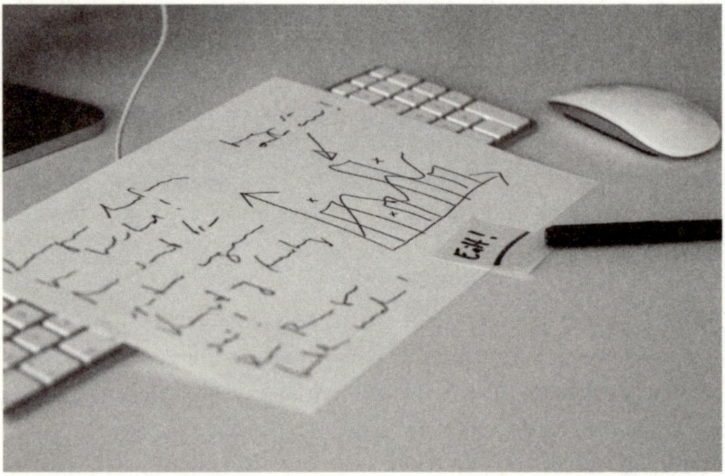

Behandlungsmöglichkeit:
Schwierig, da die Erkrankten nicht in der Lage sind, ihre Probleme verständlich zu schildern

KÜHLSCHRANKDEMENZ

(gr. amnesia frosta)

Beschreibung:
Verdrängen der Tatsache, dass man vor Jahren doch mal etwas in den Kühlschrank der Kaffeeküche gepackt und nie wieder entnommen hat

Mögliche Folgeschäden:
Aus einem Zeitungsartikel vom 07. Juli 2012:

K

MYSTERIÖSE GIFTDOSE SORGT FÜR CHAOS

57-jährige Gebäudemanagerin schwer verletzt

Einen ungewöhnlichen Einsatz hatten die örtlichen Rettungskräfte am gestrigen Montag zu bestreiten. In einem Firmengebäude im

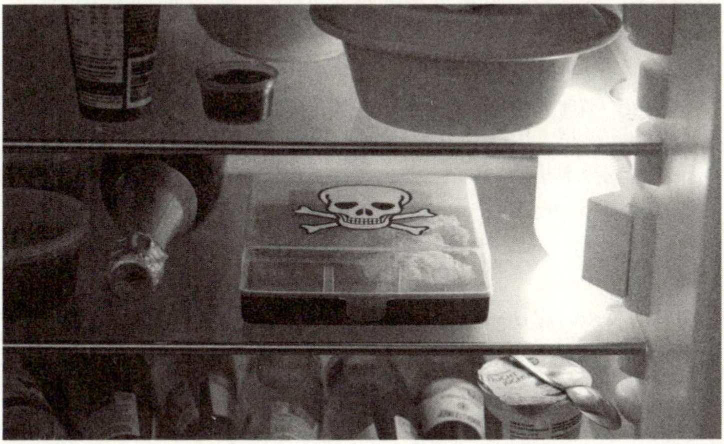

Industriegebiet Süd wurde die 57-jährige Brigitte W., Leiterin des Facility Managements, bewusstlos in einer Kaffeeküche aufgefunden. Ein Mitarbeiter aus dem Marketing, der sich gerade einen Tee aufbrühen wollte, entdeckte W. regungslos auf dem Boden liegend und alarmierte umgehend die Polizei.
Wie sich wenig später herausstellte, war die Gebäudemanagerin gerade dabei, eine unangekündigte Kühlschrankkontrolle in der völlig verwahrlosten Kaffeeküche durchzuführen, als ihr beim Öffnen einer Plastikdose hochgiftige Verwesungsdämpfe entgegentraten. Kurz darauf verlor sie das Bewusstsein.
Der eilig herbeigerufene Kampfmittelräumdienst nahm sich des Kühlschranks an und förderte neben einer offenen Butter mit Haltbarkeitsdatum 12/1999 auch einen originalverpackten Schokoriegel mit Waffelfüllung zutage, dem ein Sammelbild für die Fußball-WM 1982 beigelegt war. Ein auf biochemische Waffen spezialisierter Toxikologe teilte indes mit, dass sich der Inhalt der besagten Plastikdose wohl nicht mehr rekonstruieren lasse. »So etwas habe ich noch nie gesehen!«, äußerte er sich sichtlich mitgenommen gegenüber Pressevertretern.
Brigitte W. selbst befindet sich bereits auf dem Weg der Besserung. Wie ein Sprecher des Städtischen Krankenhauses mitteilte, sei sie zwischenzeitlich wieder bei vollem Bewusstsein. Allerdings leide Frau W. derzeit noch unter traumatischen Halluzinationen. »Sie behauptet nach wie vor steif und fest, dass ihr eine Scheibe Gesichtsmortadella zugezwinkert hätte«, so der Sprecher weiter.
Die Polizei fahndet unterdessen mit Hochdruck nach dem Eigentümer der Killerdose, gegen den wegen fahrlässiger Körperverletzung ermittelt wird. Es handelt sich hierbei um ein cremefarbenes Behältnis der Marke »Wupper«. Hinweise nimmt jede Polizeidienststelle entgegen.

K

Abschwächende Faktoren:

Die Eintrittswahrscheinlichkeit der Krankheit reduziert sich enorm, wenn es sich bei den dem Kühlschrank zugeführten Lebensmitteln um alkoholische Getränke handelt (siehe auch *Feierzwang*).

Verwandte Krankheiten:
Messie-Syndrom, Mülltrennungsdefekt

Behandlungsmöglichkeit:
Ernennung von Kühlschrankbeauftragten, Namenspflicht auf Plastikdosen

KUNDENKONTAKTALLERGIE

(lat. allergia mandati, engl. customer rip-off management)

Beschreibung:
Panik vor direkter Interaktion mit Kunden

Verbreitung:
Neben der Angst vor Spinnen, Kakerlaken und Wanzen eine der verbreitetsten Phobien in deutschen Büros. Tritt überdurchschnittlich oft in Callcentern und dem Vertrieb auf.

Symptome:
Kunden sind für die an dieser Bürokrankheit Leidenden das personifizierte Böse. Statt glücklich und zufrieden mit den jeweiligen Produkten oder Dienstleistungen zu sein, motzen sie herum, weil etwas nicht funktioniert, das Falsche geliefert oder angeblich zu viel abgerechnet wurde. Am Telefon ist der gemeine Kunde fordernd, besserwisserisch und legt nach Meinung des Erkrankten permanent einen unangemessenen Tonfall an den Tag, selbst wenn dieser nur freundlich »Hallo« sagt. Hinzu kommt ein weiterer Aspekt: Die Zeit, die der Betroffene mit Kundenanliegen vergeudet, fehlt ihm bei der eigentlichen Arbeit – zum Beispiel dem Entwickeln neuer Krankheitsbilder. Um diesem Dilemma zu entkommen, haben Kundenkontaktallergiker eine äußerst raffinierte Strategie entwickelt: Sie behandeln den Klienten einfach derart miserabel,

dass er die Kundenbeziehung von sich aus beendet und kündigt. Ihrer Meinung nach ist das völlig legitim – schließlich hat er ja damit angefangen. Werden die Erkrankten in ihrer Rolle als Kunden anderer Unternehmen vergleichbar behandelt, sprechen sie von einem »Skandal« und drohen damit, die BILD-Zeitung zu informieren. In Deutschland haben sich Kundenkontaktallergiker zu sogenannten »Verbraucherschmutzzentralen« zusammengetan. Diese setzen sich auf Länderebene für die Rechte ihrer Mitglieder sowie eine möglichst effiziente Kundenabwehr ein.

Wissenschaftliche Bedeutung:
Über kaum eine andere Bürokrankheit wurden weltweit so viele Bücher publiziert wie über die Kundenkontaktallergie. Dabei wird mitunter behauptet, die Abkürzung des englischen Namens (CRM) würde für »Customer Relationship Management« stehen. Das ist natürlich Quatsch und auf einen Übersetzungsfehler aus dem Indischen zurückzuführen.

Verwandte Krankheiten:
Bürokratie

Behandlungsmöglichkeit:
Versetzung in Bereiche ohne direkten Kundenkontakt, zum Beispiel in die Buchhaltung

LÄSTERITIS

(gr. logorrhea maligna, engl. gossip disease)

Beschreibung:

Pathologischer Austauschzwang über scheinbar abnorme Verhaltensmuster oder sonstige Auffälligkeiten im kollegialen Umfeld

Verbreitung:

Vor Lästeritis-Erregern ist man nirgendwo sicher. Sie lauern an Telefonen oder vor Kaffeeautomaten, in Raucherecken, Kantinen, Toiletten, Kopierräumen, Aufzügen sowie häufig auch direkt in den Gängen und Büros. Meist beginnt der Krankheitsschub mit einer abrupten Reduzierung der Sprechlautstärke und den Worten wie »Hast du schon gehört, dass …«, oder »Ich will ja nicht lästern, aber …« und endet mit »Das muss aber unter uns bleiben …«.

Empirische Studien wollen nachgewiesen haben, dass der durchschnittliche Angestellte im Jahr allein 65 Arbeitsstunden mit dem Ausleben der Lästeritis verbringt. Bei einem Unternehmen mit einhundert Mitarbeitern wären demnach 3,5 Kollegen das ganze Jahr über ausschließlich mit Bürolästereien beschäftigt. Grund genug, die genannte Zahl anzuzweifeln und als »Schönrechnerei« abzutun.

L

Diagnose:

Für Laien ist die Lästeritis mitunter schwer von der Kommentierungsneurose, der Lobhudelei oder der gefährlichen Zickenkrankheit zu unterscheiden. Die wichtigsten Differenzierungskriterien im Überblick:

1.) Im Gegensatz zur Lobhudelei (zum Beispiel »Die paar Pfunde mehr stehen dir richtig gut«) oder der Zickenkrankheit (zum Beispiel »Du Walross!«) ist der Kollege, über den gerade gesprochen wird, bei der Kommentierungsneurose und der Lästeritis *nicht* anwesend.

2.) Von der Kommentierungsneurose (zum Beispiel »Bärbel hat in den letzten Wochen ein paar Kilo zugenommen«) hebt sich die Lästeritis wiederum durch die regelmäßige Verwendung negativ belegter Begrifflichkeiten ab – häufig in Kombination mit spekulativen Elementen (zum Beispiel »Die unfähige Schnepfe ist selbst zum Verhüten zu doof!«).

Verwandte Krankheiten:
Garderobenschwäche, Gerüchtepanik

Behandlungsmöglichkeit:
Wieso behandeln? Gemeinsames Lästern verbindet und stärkt das Gefühl der Zusammengehörigkeit in einer Gruppe. Sagen zumindest Psychologen …

LEIMZUNGE

(lat. cuvertose leckrosa)

Beschreibung:
Trockenes Gefühl in der Mundhöhle – meist in Kombination mit einem extrem widerlichen Gummigeschmack

Verbreitung:
Tritt spätestens nach dem Ablecken des zwanzigsten Briefumschlags oder der fünfzigsten Briefmarke in Folge auf.

Mögliche Folgeschäden:
- Gewichtszunahme durch den im Kleber enthaltenen Zucker. Pro Briefmarke entspricht dies in etwa 6 kcal; beim versehentlichen Verzehr der ganzen Marke kann sich dieser Wert noch einmal locker verdoppeln.
- Gefährliche Infektionen durch Bakterien oder Kakerlaken-

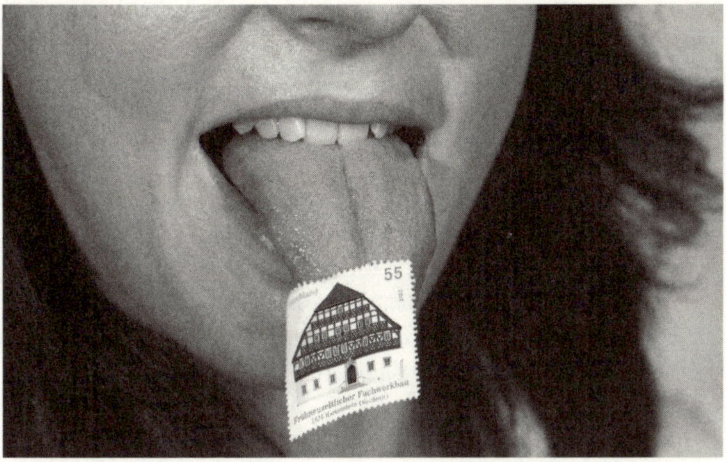

eier, die sich zwischenzeitlich auf der Gummierung ausgebreitet haben könnten
- Schnittverletzungen im Lippen- und Zungenbereich

Verwandte Krankheiten:
Büronostalgie

Behandlungsmöglichkeit:
Selbstklebende Umschläge und Briefmarken, Befeuchtungsschwämmchen, Versand von E-Mails (Vorsicht: Beim irrtümlichen Ablecken des Bildschirms kann es in der Umgewöhnungsphase zu leichteren bis mittelstarken Stromschlägen kommen!)

LESESCHWÄCHE

(lat. legeropenie, engl. quick reading disease)

Beschreibung:
Unsitte, Nachrichten nur an- statt zu Ende zu lesen; üblicherweise einhergehend mit ziemlich unnötigen Rückfragen

Krankheitsverlauf:
Von: Stefan Schmidt
An: Dirk Dumbrowski
Gesendet: 23.05. 09:43

Betreff: Nachher

Hallo Dirk,
ich muss sagen: Unsere Präsentation ist richtig gut geworden. Damit rocken wir die Vorstandssitzung! Apropos: Würde vorschlagen, wir gehen nachher zusammen dahin. Bin kurz vor elf bei dir und hol dich ab!
Viele Grüße,
Stefan

Von: Dirk Dumbrowski
An: Stefan Schmidt
Gesendet: 23.05. 09:55

Betreff: AW: Nachher

Hi Stefan,
yeah – let's get ready to rumble! Was hältst du eigentlich davon, wenn wir uns vorher schon treffen und gemeinsam hingehen? Soll ich dich abholen? So kurz vor elf?
Gruß,
Dirk

Umgang mit den Erkrankten:
Beginnen Sie E-Mails an die Erkrankten stets mit dem Wesentlichen – und sparen Sie sich das belanglose Blabla für den Schluss auf (pyramidaler Aufbau).

Verwandte Krankheiten:
Hek-Tick

Behandlungsmöglichkeit:
Lesen

LIFTERIE

(lat. pedalitis minimala)

Beschreibung:
Offensichtliche Angst vor dem Betreten von Treppenhäusern

Verbreitung:
Tritt regelmäßig in Kombination mit vorhandenen Fahrstühlen auf.

Symptome:
Egal, ob es zwei Stockwerke nach unten oder eins nach oben geht – die unter dieser Bürokrankheit leidenden Kollegen benutzen für ihre gebäudeinternen Reisetätigkeiten ausschließlich ein Fortbewegungsmittel: den Aufzug. Dies liegt allerdings nicht daran, dass sie eine Gehschwäche oder gar einen Fuß weniger als ihre Kollegen hätten – sie sind einfach nur stinkfaul.
Gerne bleiben sie vor dem Einsteigen noch einige Minuten in der bereits geöffneten Aufzugstür stehen, um ein Pläuschchen mit dem Lieblingskollegen zu halten, der zufällig gerade das Treppenhaus hochgekeucht kommt (zum Beispiel erzählen sie ihm von ihrem Vorhaben, künftig wieder mehr Sport zu treiben). Dass sie dabei den kompletten Verkehr aufhalten und den Unmut der wartenden Fahrgäste auf sich ziehen, kümmert sie herzlich wenig. »Wen es stört, der soll gefälligst laufen«, so ihre Argumentation.
Auch bei Brandschutzübungen fallen die Erkrankten oft negativ auf, indem sie sich bei den Evakuierungshelfern lautstark über die nicht funktionierenden Fahrstühle beschweren und

sich standhaft weigern, ihre wertvollen Energien durch sinnloses Treppensteigen zu vergeuden.
Ihre Freizeit verbringen die Betroffenen größtenteils auf Rolltreppen und Fahrsteigen, an deren Enden sie unvermittelt stehen bleiben, um sich erst einmal in aller Ruhe umzuschauen.

Mögliche Folgeerkrankungen:
Adipositas, Bluthochdruck

Nicht zu verwechseln mit:
Rush-Aua

Behandlungsmöglichkeit:
Stromausfall

• •

L

LISTENWAHN

(lat. morbus excel, alt-dt. Planwirtschaft)

Beschreibung:
Durch Erreger aus der Gattung der ABM-Viren hervorgerufene Selbstverwaltungskrankheit; äußert sich in der exzessiven Vergeudung von Arbeitszeit mit dem Ausfüllen sinnloser Listen und Pläne.

Symptome:
Abwesenheitslisten, Adressenlisten, Bestelllisten, Checklisten, Geburtstagslisten, Materiallisten, Mitarbeiterlisten, Terminlisten, Preislisten, Prüflisten, Statuslisten, To-do-Listen, Zeiterfassungslisten.
Arbeitspläne, Aufgabenpläne, Beschaffungspläne, Budgetpläne, Einsatzpläne, Finanzpläne, Geschäftspläne, Kampagnenpläne, Marketingpläne, Produktionspläne, Projektpläne, Umsetzungspläne, Urlaubspläne.

Um den Überblick zu behalten, werden mitunter auch Listen und Pläne gepflegt, auf denen verzeichnet ist, welche Listen und Pläne die Mitarbeiter zu pflegen haben (sogenannte »Planlisten« bzw. »Listenpläne«).

Verwandte Krankheiten:
Bürokratie, Chartwahn

Behandlungsmöglichkeit:
Planlosigkeit

LOBMANGEL

(lat. laudatio in absentia)

Beschreibung:
Schwerwiegende Schädigung der Mitarbeiterzufriedenheit infolge fehlender Anerkennung der geleisteten Arbeit durch Kollegen und Vorgesetzte

Symptome:
Lob ist ein lebensnotwendiges Büroelement und vor allem für die Funktion der Motivationsdrüse wichtig. Die Motivationsdrüse synthetisiert die Glückshormone Dopamin und Serotonin und trägt somit entscheidend für ein hinreichendes Maß an Arbeitszufriedenheit bei.
Ein chronischer Lobmangel führt zunächst zu Frustration. Im fortgeschrittenen Stadium der Krankheit drohen zudem akute Arbeitsunlust und Antriebslosigkeit – mitunter bis hin zu dauerhafter Bürolethargie oder der völligen beruflichen Selbstaufgabe.
Häufig versuchen die Betroffenen, den Mangel an Anerkennung durch verstärktes Eigenlob zu kompensieren, beispielsweise dafür, dass sie soeben rein aus Prinzip die (zugege-

benermaßen sehr gute) Arbeit ihrer Kollegen rundgemacht haben.

Verwandte Krankheiten:
Montagsdepression

Behandlungsmöglichkeit:
Wohldosierte Zufuhr von Anerkennung. Wird die Lobmangelsituation zu schnell behoben (zum Beispiel durch plötzliche gute Laune des Vorgesetzten), kann es durch die überschießende Produktion von Glückshormonen bei den Erkrankten schnell zu Arroganz und Überheblichkeit kommen.

LOHNMACHT

(lat. impotentia monetae)

Beschreibung:
Monatlich wiederkehrendes Gefühl der Hilflosigkeit beim Betrachten der Gehaltsabrechnung

Verbreitung:
Laut einer Umfrage des Nachrichtenmagazins »Stern« aus dem Jahr 2012 bekennen sich 46 % aller deutschen Arbeitnehmer offen zu dieser Krankheit. Weitere 52 % waren zum Zeitpunkt der Befragung allerdings gerade damit beschäftigt, ihre Lohnzettel wutschnaubend durch den Schredder zu jagen, und somit leider nicht zu erreichen.

Symptome:
Verbitterung, Frustration und die Frage »Was mach ich hier eigentlich?«. Oft fasst der Betroffene unmittelbar darauf den festen Entschluss, noch am selben Tag seine Kündigung einzureichen. Dieses Vorhaben gerät jedoch nur wenige Stunden

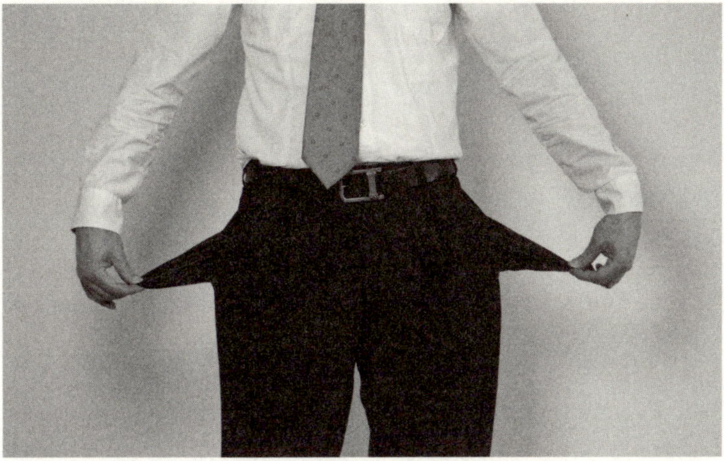

später aufgrund der angespannten Termin- und Projektsituation in Vergessenheit – zumindest so lange, bis die nächste Gehaltsabrechnung auf den überfüllten Schreibtisch des chronisch unterbezahlten Erkrankten flattert.

L

Verschlimmernde Faktoren:
Lohnsteuer, Solidaritätszuschlag, Kirchensteuer, Krankenversicherung, Pflegeversicherung, Rentenversicherung, Arbeitslosenversicherung

Verwandte Krankheiten:
Panama-Syndrom, Paretontose

Behandlungsmöglichkeit:
Positiv denken! Beispielsweise subventionieren Sie mit Ihren Steuern immens wichtige Projekte wie die Züchtung farbiger Biomöhren oder den Bau halber Brücken.

LORBEERISMUS

(lat. honoritis bosweliae)

Beschreibung:

Innerer Drang zur regelmäßigen Verwendung falscher Possessivpronomen

Verbreitung:

Tritt vorwiegend in Positionen mit Personalverantwortung auf.

Symptome:

Der Erkrankte bezeichnet sich selbst gerne als »Teamplayer«. Da er aber nun mal der Kapitän des Teams ist, ist es seiner Meinung nach auch sein gutes Recht, die Lorbeeren für die geleistete Arbeit persönlich einzuheimsen und die Namen seiner Mitarbeiter auf der jeweiligen Ergebnispräsentation mit seinem eigenen zu überschreiben – selbst wenn er mit deren Erstellung in etwa so viel zu tun gehabt hat wie eine Amöbe mit der Erfindung der doppelten Buchführung.

L

Er redet in Vorstands- und Bereichsleitermeetings fortwährend von *seiner* Arbeit, *seinen* Erfolgen, *seinen* Ideen und lässt sich dafür vom Oberboss sowie dem Rest der versammelten Unternehmenselite gebührend feiern. Anschließend nimmt er neue Arbeitspakete aus den Terminen mit und verteilt sie gerecht unter seinen Mitarbeitern.

Während sich die Drohnen umgehend an die schweiß- und überstundentreibende Arbeit machen, zieht sich der Erkrankte in sein Büro zurück, trinkt Kaffee und träumt mit verklärtem Blick von *seiner* Beförderung.

Verwandte Krankheiten:

Beförderungslethargie, Wirus-Infekt

Behandlungsmöglichkeit:
Schlechte Arbeitsergebnisse oder unangenehme Nachrichten erhöhen die Wahrscheinlichkeit, dass der Name des Verfassers auf der Präsentation nicht überschrieben und das Werk somit (selbst auf höherer Ebene) dem richtigen Mitarbeiter zugeordnet wird.

L

MAL- UND KRITZELSEUCHE

(gr. graffitiasis, engl. doodle disease)

Beschreibung:

Enorme Papier- und Bleistiftverschwendung durch (teilweise unbewusste) Erschaffung zeitgenössischer Bürokunst

Verbreitung:

Tritt vielfach während Telefonaten, Besprechungen oder Konferenzen auf.

Erscheinungsformen:

Leichte Form:

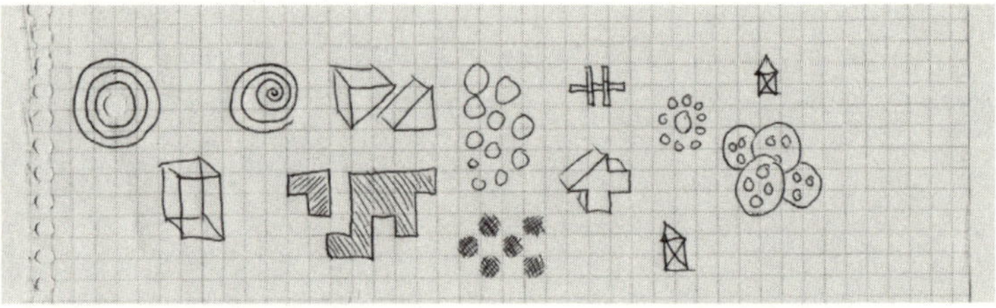

M

Mittlere Form:

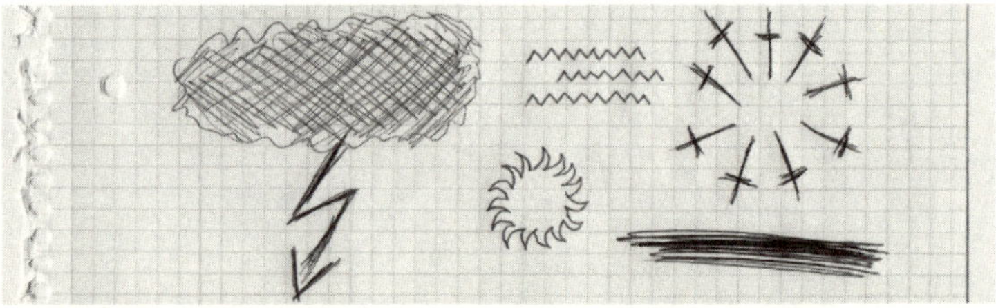

Schwere Form:

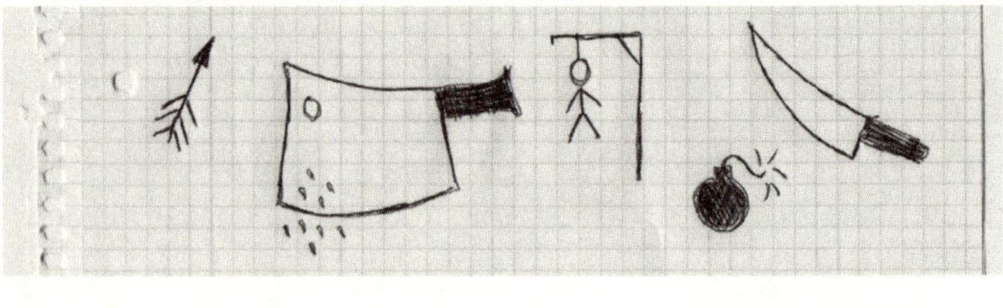

Psychologische Betrachtung:
Der Londoner Psychologe Jack Goodman hat sich schon vor vielen Jahren intensiv mit dieser Bürokrankheit auseinandergesetzt – und kam dabei zu überraschenden Erkenntnissen: Während ineinander verschachtelte Kästchen den Wunsch nach Zuneigung verraten, signalisieren die Schöpfer von Kringeln und Spiralen unterdrückte Pläne oder eine verhaltene Leidenschaft.
Freundliche und humorvolle Kollegen bringen laut Goodman gerne Gesichter oder Tiere zu Papier, logisch denkende Menschen Häuser.
Große Vorsicht ist indes bei Sägezähnen und Blumen geboten! Erstere lassen auf von Minderwertigkeitskomplexen geplagte, angriffslustige Zeitgenossen schließen. Die Zeichnerinnen von floralen Meisterwerken sehnen sich hingegen – sehr arbeitgeberunfreundlich – nach einem Kind.
Zur tiefenpsychologischen Bedeutung der schweren Form der Mal- und Kritzelseuche äußerte sich Goodman in seiner Studie glücklicherweise nicht.

Verwandte Krankheiten:
Fliptomanie, Klebtomanie

Behandlungsmöglichkeit:
Zaubertinte

MESSIE-SYNDROM

(lat. camera messina, dt. [vulg.] Saustall)

Beschreibung:
Schwerwiegender Ordnungs- und Entsorgungsdefekt; häufig hervorgerufen durch Überforderung, mangelhafte Selbstorganisation oder extreme Faulheit

Diagnose:
Ihr Schreibtisch gleicht einer Mischung aus Altpapiersammelstelle und Sondermülldeponie? Der Wert der in Ihrem Büro angesammelten Pfandflaschen übersteigt mittlerweile das Bruttoinlandsprodukt mancher Entwicklungsländer? Sie können sich an die Farbe der Tischplatte nur noch vage bis gar nicht mehr erinnern? Und der von Ihrem Vorgesetzten herbeigerufene Kammerjäger weigert sich standhaft, auch nur einen Fuß in Ihr Büro zu setzen?
Falls Sie diese Fragen für sich allesamt mit »Nein« beantwortet haben, können Sie bedenkenlos zur nächsten Krankheit weiterblättern. Falls nicht, legen Sie dieses Buch bitte schleunigst aus der Hand! Bewaffnen Sie sich stattdessen mit Müllsäcken, Handschuhen sowie massig Desinfektionsspray, und machen Sie sich ans Werk.
Und wo Sie gerade dabei sind: Glauben Sie tatsächlich, dass Sie das Handelsblatt vom 15.05.1997 irgendwann noch einmal lesen oder die unzähligen eingetrockneten Klebestifte jemals wieder verwenden werden? Na also …

Folgeerscheinungen:
Hygienische Probleme, soziale Ausgrenzung, Abmahnungen; in schlimmeren Fällen der Erkrankung droht zudem oft unangenehmer Besuch (beispielsweise von Tine Wittler oder der Messie-Frau von RTL2).

Verwandte Krankheiten:
Bermuda-Eck-Zem, Kühlschrankdemenz, Mülltrennungsdefekt

Behandlungsmöglichkeit:
Einfach mal loslassen …

MITLEIDS-DEFIZIT-SYNDROM

(lat. lamentose dramatica)

Beschreibung:

Firmenweites, theatralisches Zurschaustellen privaten Leids; vielfach hervorgerufen durch die eigene latente Einsamkeit nach Feierabend

Verbreitung:

Das Mitleids-Defizit-Syndrom (MDS) tritt vorwiegend bei Singles, MoFs (»Menschen ohne Freunde«) und alleinlebenden Kollegen auf, vereinzelt jedoch auch bei unglücklich Verheirateten.

Symptome:

In Ermangelung menschlichen Zuspruchs nach Feierabend nutzen MDS-Patienten die Arbeitszeit vorwiegend dazu, ihren Kollegen die Ohren vollzuheulen. Sei es wegen der Trennung von der Partnerin oder dem Partner (die mittlerweile fünf Jahre her ist), ihrer permanenten Einsamkeit oder der schweren Erkrankung ihres Kanarienvogels »Gypsy«. Dabei interessiert es sie nicht im Geringsten, ob sie ihre Kollegen gerade von wichtigen To-Dos abhalten – schließlich sind menschliche Probleme (zumindest ihrer Ansicht nach) stets wichtiger als die Arbeit.
Wird ihnen dennoch nicht die gewünschte Aufmerksamkeit zuteil, greifen sie in die psychologische Trickkiste und packen Schluchzen, pathetische Tränenflüsse oder gespielte Nervenzusammenbrüche aus. Abends sind die Betroffenen häufig auf Singlebörsen oder Problemforen im Internet anzutreffen.

Umgang mit den Erkrankten:

Schenken Sie einem MDS-Patienten auf keinen Fall zu viel Mitleid und Aufmerksamkeit! Er bezeichnet Sie ansonsten vor anderen Kollegen als »besten Freund« (bzw. »beste Freundin«) oder steht mit mehreren Koffern bepackt nachts vor Ihrer

Wohnungstür und bittet Sie darum, bei Ihnen einziehen zu dürfen.

Verwandte Krankheiten:
Hatschie, Jammerrhoe, Muttismus

Behandlungsmöglichkeit:
Telefonseelsorge, Bahnhofsmission

MOBBING
(dt. immer auf die Kleinen)

Beschreibung:
»Mit dem Begriff des Mobbing im arbeitsrechtlichen Verständnis werden fortgesetzte aufeinander aufbauende und ineinander übergreifende, der Anfeindung, Schikane oder Diskriminierung dienende Verhaltensweisen erfasst, die nach ihrer Art und ihrem Ablauf im Regelfall einer übergeordneten, von der Rechtsordnung nicht gedeckten Zielsetzung förderlich sind und in ihrer Gesamtheit das allgemeine Persönlichkeitsrecht, die Ehre oder die Gesundheit des Betroffenen verletzen.« (Landesarbeitsgericht Hamm, Urteil vom 25.06.2002, AZ: S 18(11)Sa 1295/01)
Die Krankheit kann darüber hinaus auf beiden Seiten der Handlungskette auftreten. Es gibt also meist einen Mobber und einen Gemobbten. Typische Krankheitsanzeichen beim Mobber: multiples, systematisches und hemmungsloses Ausleben ausgewählter Bürokrankheiten an einzelnen Kollegen (siehe obiges Urteil). Typische Anzeichen beim Gemobbten: generalisiertes Freund-Feind-Denken plus die Überzeugung, dass alle, alle, alle etwas gegen ihn im Schilde führen. Wir müssen also zwischen Mobber-Mobbing und Gemobbt-Mobbing als Bürokrankheit unterscheiden.

Symptome und Diagnose:
Mobber-Mobbing: Das Besondere an dieser Erkrankung ist, dass sie gleich mehrere Leiden kombiniert. Angefangen von *Absolutismus* und *Büroamnesie* über *Lästeritis* oder *Lobmangel* bis hin zur gemeinen *Tyrannei* kann je nach Ausprägung fast alles mit dabei sein. Mobbing gilt deshalb auch als Zehnkampf unter den Bürokrankheiten. Im Gegensatz zu den »Königen der Leichtathleten« sind Mobber allerdings nur bemitleidenswerte Kreaturen, denen es hauptsächlich darum geht, ihr kleines Ego mit dem gezielten Quälen einzelner Kollegen aufzupolieren. Selbstredend suchen sie sich dafür nur die schwächsten Glieder in der Mitarbeiterkette aus – für Kämpfe auf Augenhöhe sind sie meist zu feige. In schwereren Mobbing-Fällen brüsten sich die Mobber sogar vor anderen Kollegen mit ihren vermeintlichen »Heldentaten«. Allerdings nur so lange, bis ihr Vorgesetzter oder der Betriebsrat Wind davon bekommt. Dann sind sie plötzlich ganz klein mit Hut und behaupten steif und fest, dass doch alles nur Spaß war. Glücklicherweise vergeht ihnen das Lachen dann aber bei der darauffolgenden Abmahnung wieder von ganz allein.

Gemobbt-Mobbing: Jenseits des oben beschriebenen aktiven Mobber-Mobbings bleibt die Diagnose von Mobbing subjektiv. Das gibt hochsensiblen Kollegen die Möglichkeit, sowohl den Mangel an Nachfüllpatronen für Textmarker als auch die notwendige Asbestsanierung der Büroräume als gezielte Verschwörung der Kollegen zu deuten – einzig mit dem Ziel, die Betroffenen rauszumobben. Typische Sätze: »Aufgrund der Auftragslage gibt es in diesem Jahr für alle kein Weihnachtsgeld. Ich glaube, die wollen mich rausmobben!«, »Als ich heute auf Toilette war, war schon wieder keine Seife im Spender. Ich glaube, die mobben mich!«, »Die Security hat mich heute auf dem Parkplatz nicht gegrüßt. Die mobben mich alle. Ich gehe zum Betriebsrat!«, »Jemand hat mir einen Post-it-Zettel schief auf den Bildschirm geklebt – ich glaube, so krass gemobbt wurde ich schon lange nicht mehr!«

Gemobbt-Mobbing auf dieser subtilen Ebene ist ähnlich wie *Born-out* eine Modekrankheit, die aktuell ebenso inflationär und epidemisch auftritt wie violette Strähnchen im Haar oder California Dream Nails bei weiblichen Angestellten auf Sachbearbeiterebene.
Interessanterweise dient Mobbing sowohl in der Form des Mobber-Mobbings (aktives destruktives Handeln) als auch in der Form des Gemobbt-Mobbings (passives destruktives Leiden) den meisten Erkrankten als Vorstufe zum *Burn-out*. Laut *Deutschem Ärzteblatt* gibt es keine Burn-out-Diagnose, in der nicht auch ein wenig Mobbing vorkommt, egal ob als Aktiv-Mobber oder als Passiv-Gemobbter. »Natürlich habe ich jetzt ein Burn-out, in den letzten Monaten war ja nur Mobbing angesagt!«, sind oft die letzten Worte vor dem Kollaps. (Achten Sie bitte darauf, dass bei dieser von den Erkrankten gewählten Formulierung nicht klar wird, ob der Erkrankte Mobber oder Gemobbter ist!)

Verwandte Krankheiten:
Ziemlich viele

Behandlungsmöglichkeit:
Mobber-Mobbing: Lieb sein!
Gemobbt-Mobbing: Realistisch sein!

MONOLOGIE

(lat. parladontose singularis)

Beschreibung:
Zweifelhaftes Talent, die Kollegen mittels permanenter Selbstgespräche in den Wahnsinn zu treiben

Symptome:
Leichte Ausprägung: Der Erkrankte kommentiert E-Mails von unliebsamen Kollegen mit Kraftausdrücken oder fasst den Inhalt getätigter Telefonate nach dem Auflegen nochmals laut zusammen (»Bin ich hier eigentlich nur von Vollpfosten umgeben?«).
Mittlere Ausprägung: Der Erkrankte brabbelt in regelmäßigen Abständen unverständliches Zeug vor sich hin. Rückfragen von Kollegen, die sich versehentlich angesprochen fühlen, beantwortet er gereizt mit »Unterbrich mich nicht, wenn ich mit mir selbst rede!« oder »Schnauze!«. Im weiteren Verlauf der Krankheit gewöhnen sich die Kollegen an seine Verhaltensweise und ignorieren die unliebsame Geräuschkulisse weitestgehend (selbst dann, wenn sie ausnahmsweise doch einmal gemeint sind).
Schwere Ausprägung: Der Erkrankte kommentiert jeden seiner Handgriffe und Gedankengänge detailliert und deutlich für alle Kollegen im Großraumbüro hörbar: »Erst den Computer anschalten, dann das Passwort eingeben: Mausezähnchen1979. Mann, sieht der Mayer heute wieder scheiße aus. Ich glaub, ich muss mal groß ...«

Psychologische Betrachtung:
In der Psychotherapie spricht man bei derartigen Verhaltensweisen von »Positivsymptomatik«. »Positiv« deshalb, weil der Patient durch die Krankheit etwas hinzugewinnt (zum Beispiel fiktive Stimmen in seinem Kopf oder Menschen, die es nicht gibt).

Folgeerscheinungen:
Soziale Isolation, Persönlichkeitsspaltung

Verwandte Krankheiten:
Singzwang, Cholerie

Behandlungsmöglichkeit:
Schallisolierte Einzelbüros (für die Kollegen), Antipsychotika (für den Patienten)

MONTAGSDEPRESSION

(lat. fatigatio lunae)

Beschreibung:
Kalenderbedingte Antriebshemmung

Verbreitung:
Tritt vorwiegend nach Sonntagen auf.

Symptome:
Akute Unlust, Müdigkeit, Motivationsmangel. Äußerlich sind die Betroffenen an ihren Augenringen sowie ihrer extrem missmutigen Mimik zu erkennen.

Folgeerscheinungen:
Dienstagskoma, Mittwochsträgheit, Donnerstagslethargie, Freitagsflaute

Verwandte Krankheiten:
Heimweh, Wochenendtkräftung

Behandlungsmöglichkeit:
Vier-Tage-Woche. Oder drei …

MOTIVATIONSNEUROSE

(lat. deficetia motivi, niederl. tsjakka)

Beschreibung:

Zwanghaftes Be- bzw. Entgeistern der Mitarbeiter; häufig unter Zuhilfenahme ausgelutschter Phrasen und Worthülsen

Verbreitung:

Diese typische Manager-Krankheit kommt oftmals während Betriebsversammlungen oder Ansprachen im Rahmen von Firmenfesten vor.

Erscheinungsformen:

Leichte Form: »Wir müssen mit offenem Visier für die gemeinsame Sache kämpfen! Denn nur gemeinsam sind wir stark!« (Tatsächliche Bedeutung: Wer mir meine fette Bonuszahlung versaut, bekommt aber so was von auf die Mütze …)
Mittlere Form: »Meine Damen und Herren, es erfüllt mich mit unbändigem Stolz, solche fantastischen Mitarbeiter zu haben, wie Sie es alle sind!« (Tatsächliche Bedeutung: Etwas Besseres haben wir auf dem Arbeitsmarkt aufgrund unserer Dumpinglöhne leider nicht gefunden.)
Schwere Form: »Yes we can – yes we do it – *tschakka!*« (Tatsächliche Bedeutung: Wir können nichts, wir tun nichts, wir schaffen nichts. Holen Sie sich am besten gleich Ihre Papiere in der Personalabteilung ab.)

Wissenschaftliche Bedeutung:

Da die Erkrankten zumeist »nur lapidare Plattitüden« von sich geben, werden ihre Methoden vielfach auch »NLP« genannt. Unter diesem Deckmantel hat sich mittlerweile eine regelrechte (Pseudo-)Wissenschaft entwickelt.

Verwandte Krankheiten:

Floskelie, Schönrederei

Behandlungsmöglichkeit:
Der Schmerz geht, der Stolz bleibt!

MÜLLTRENNUNGSDEFEKT

(lat. recyclomanie)

Beschreibung:
Weitverbreitete Form der Leseschwäche; betrifft insbesondere die Wörter »Nur« und »Papier«.

Erscheinungsformen:
Leichte Ausprägung: Der Erkrankte wirft achtlos leere Joghurt-Becher, Chipstüten, Diskettenhüllen oder Coffee-to-go-Behältnisse in den unmittelbar neben seinem Schreibtisch platzierten Papierkorb. Da er allerdings genau weiß, dass der Reinigungsdienst lediglich das darin gesammelte Altpapier mitnimmt, lässt er die anderen Materialien kurz vor Feierabend den dafür vorgesehenen Mülleimern in der Etagenküche zukommen.

M

Mittlere Ausprägung: Der Erkrankte befüllt seinen Papierkorb zusätzlich mit gebrauchten Kaffeefiltern, Obstschalen oder Essensresten. Schwirren wenige Tage später die ersten Fruchtfliegen im Büro herum, ist er jedoch in der Lage, einen Zusammenhang zwischen dem Auftauchen der nervigen Viecher und dem mittlerweile prall gefüllten Papierkorb herzustellen. Mit Schutzhandschuhen bewaffnet ringt er sich schließlich dazu durch, seinen Unrat halbwegs fachgerecht zu entsorgen.
Schwere Ausprägung: Der seit mehreren Wochen nicht mehr entleerte Papierkorb des Erkrankten ist als solcher nicht mehr zu erkennen, da sich der Schimmel bereits durch das billige Plastik gefressen hat. Lediglich der vergilbte Aufkleber »Nur Papier« lässt erahnen, um was es sich bei dem überquellenden, stinkenden Behältnis einmal gehandelt haben muss. Häufig

behaupten die an dieser Form der Krankheit leidenden Kollegen sogar, der Müll würde zu ihnen sprechen – allerdings handelt es sich dabei meist nur um Geräusche, die mit den auf Hochtouren laufenden Gärprozessen zusammenhängen.

Verwandte Krankheiten:
Kühlschrankdemenz, Messie-Syndrom

Behandlungsmöglichkeit:
Kippen Sie die Papierkorbinhalte der erkrankten Kollegen in regelmäßigen Abständen über deren Auto in der Tiefgarage oder vor ihren Haustüren aus. Verwenden Sie dabei jedoch unbedingt geeignete Schutzkleidung sowie einen Atemschutz!

MUTTISMUS

(lat. materose officialis)

M

Beschreibung:
Extreme Form von Hilfsbereitschaft; vielfach werden die Erkrankten auch als »die gute Seele des Unternehmens« bezeichnet.

Verbreitung:
Tritt verstärkt bei weiblichen Mitarbeiterinnen ab fünfzig auf. Häufig sind die Betroffenen am Empfang oder als Teamassistentinnen tätig.

Symptome:
Egal ob Heftpflaster, Nähutensilien, Kopfschmerztabletten, Taschentücher, Nagelfeilen, Reisebügeleisen oder Fleckensprays – die Erkrankten haben einfach alles in ihren Handtaschen und Schreibtischschubladen. Die auffälligsten Merkmale sind allerdings ihre stets offenen Bürotüren und Ohren für alles und jeden. Sie trösten, machen Mut, geben Ratschläge und

helfen, wo sie nur können. Ihre eigenen Probleme behalten sie allerdings meist für sich, schließlich wollen sie niemanden damit belasten. Gäbe es das Wort »selbstlos« nicht – man müsste es glatt für sie erfinden.
Auch kulinarisch haben die Erkrankten einiges auf dem Kasten, was sie regelmäßig durch mitgebrachte Torten, Kuchen oder Muffins unter Beweis stellen.
Leider hat dieses Büroleiden aber auch seine Schattenseiten. In schwereren Fällen der Krankheit legen die Betroffenen Wert darauf, dass man sie »Mutti« nennt, und bitten die Kollegen (die sie liebevoll als »meine Jungs« bzw. »Mädels« betiteln), doch mal »kurz durchzuklingeln«, wenn sie nach Feierabend gut zuhause angekommen sind.

Verwandte Krankheiten:
Helfersyndrom, Mitleids-Defizit-Syndrom

Behandlungsmöglichkeit:
Frag Mutti.

NACHBERICHTITIS

(dt. Netzer-Delling-Syndrom)

Beschreibung:

Pathologischer Austausch- bzw. Informationszwang nach sportlichen Groß- und Kleinereignissen

Verbreitung:

Tritt vorwiegend an Mon- und Donnerstagen sowie in geraden Jahren in den Monaten Juni und Juli auf.

Symptome:

Die Büros der Erkrankten sind übersät mit Flaggen, Maskottchen, Trikots und Postern ihrer Lieblingsmannschaft. Viele ihrer Kollegen denken deshalb, sie hätten nur Fußball im Kopf – was natürlich Quatsch ist. Meistens auch Handball, Basketball, Eishockey, Boxen, Tennis, Rennsport, Radsport, Golf, Biathlon, Skispringen und Curling.
In kleineren oder größeren Gruppen rotten sich die (vorwiegend männlichen) Betroffenen zusammen, um die Arbeitszeit zur intensiven Aufarbeitung der Spiele vom Vortag zu nutzen. Bis ins kleinste Detail werden strittige Abseitsentscheidungen

N

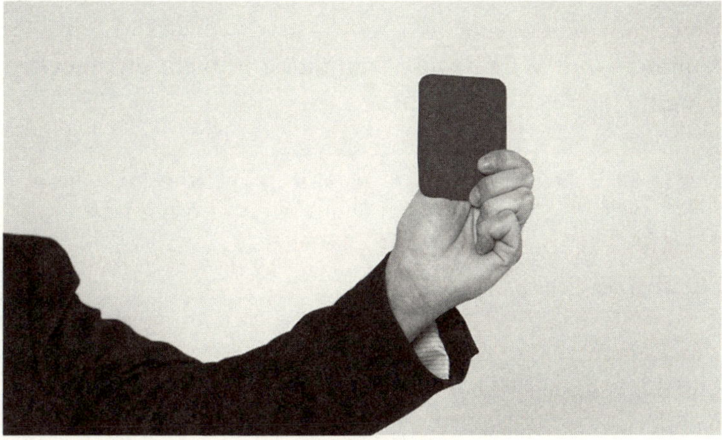

diskutiert, Spielzüge analysiert und Aus- bzw. Einwechslungen kommentiert. Nicht selten kommt es dabei zu lautstarken Auseinandersetzungen zwischen Kollegen aus »verfeindeten Lagern«, die mitunter sogar in verbalen Entgleisungen oder Gewalttätigkeiten enden können.

Sitzen sie an ihren Arbeitsplätzen, verbringen die Erkrankten Stunden damit, sich im Netz ein möglichst umfassendes Bild über das Presseecho zum gestrigen Verbandspokalspiel zwischen Viktoria Hühnerfeld und Rot-Weiß Hasborn-Dautweiler zu verschaffen. Neben sport1.de, kicker.de und der Online-Ausgabe der Bild kommen im Rahmen ihrer Recherchearbeiten mitunter auch exotischere Quellen wie blick.ch, mumbaimirror.com oder die Internetseite des San Francisco Chronicle zum Einsatz.

Besonders kritisch wird dieses Büroleiden, wenn zum eigentlichen Krankheitsbild noch die sogenannte »Vorberichtitis« hinzukommt. Diese tritt bevorzugt mittwochs und freitags sowie in geraden und ungeraden Jahren ganzjährig auf.

Verwandte Krankheiten:

Nach Niederlagen des Lieblingsklubs kommt es regelmäßig zu einer stark ausgeprägten *Montagsdepression*.

Behandlungsmöglichkeit:

Sommer- und Winterpause (zumindest in nicht olympischen Jahren)

NEGATIONSINSUFFIZIENZ

(dt. Weichei-Leiden)

Beschreibung:

Unfähigkeit, gegenüber Vorgesetzten das Wort »Nein« zu verwenden

Symptome:

Angeblich war es ein an dieser Bürokrankheit leidender Kollege, der den Bielefelder Designer Wolfgang Budwell im Jahr 1971 zur Erfindung des Wackeldackels inspiriert haben soll. Betrachtet man die Erkrankten genauer, fällt es nicht allzu schwer, diesem Gerücht Glauben zu schenken: Kaum betritt der Vorgesetzte das Büro, verfallen die Betroffenen in ein demütiges Dauernicken, das mit Geräuschen wie »ja, ja«, »natürlich« oder »hmmm« untermalt wird. Dabei spielt es keine Rolle, was der Vorgesetzte gerade von ihnen verlangt – schließlich ist er der Chef und wird somit schon wissen, was das Beste für seine Untergebenen ist.

Realisiert der Erkrankte wenige Minuten später, dass er gerade zum wiederholten Male zugesagt hat, bis Mitternacht zu arbeiten, bezeichnet er seinen Vorgesetzten gegenüber Kollegen als »Ausbeuter und Halsabschneider« und kündigt an, seine eigenen Interessen künftig vehementer durchzusetzen.

Meist wird dieses Vorhaben jedoch aufgegeben, sobald er dem Chef das nächste Mal unter die Augen tritt und erneut zum peinlichen Wackeldackel mutiert.

N

Warnung:

Vereinzelt nutzen Vorgesetzte diese Bürokrankheit schamlos aus, indem sie die Erkrankten mit Fragen wie »Könnten Sie sich vorstellen, ab sofort unentgeltlich für uns zu arbeiten?« oder »Dürfte ich heute Abend mit Ihrer Frau (bzw. Ihrem Mann) schlafen?« konfrontieren.

Verwandte Krankheiten:

Duckmäusertum, Rektale Adulation, Überstundung

Behandlungsmöglichkeit:

NEIN!

NETWORKING

(lat. morbus xing)

Beschreibung:

Pathologische Kontaktsucht

Verbreitung:

Tritt häufig in Kombination mit Opportunismus auf.

Symptome:

Die Betroffenen verbringen ihre Arbeitstage hauptsächlich damit, neue Kontakte zu knüpfen, die ihnen im Idealfall irgendwann bei irgendetwas behilflich sein könnten – zum Beispiel dabei, weitere Kontakte zu knüpfen. Ziel dieses Unterfangens ist es, eines Tages damit angeben zu können, dass man jemanden kennt, der jemanden kennt, der tatsächlich einmal die Cousine der Putzfrau des Bundespräsidenten beim Einkaufen gesehen haben will. In Einzelfällen sollen es Networking-Patienten sogar selbst schon ins Schloss Bellevue geschafft haben.

Diagnose:

Grundsätzlich gilt es zwischen zwei Ausprägungen der Krankheit zu unterscheiden: dem analogen Networking sowie der digitalen Form. Analoge Networker sind häufig und mit stets unterschiedlichen Personen (bevorzugt Doktoren und Professoren) in der Cafeteria oder der Kantine anzutreffen. Dabei geht es ihnen in erster Linie darum, ihre Visitenkarte an den Mann oder die Frau zu bringen bzw. im Gegenzug diejenige des jeweiligen Gegenübers abzugreifen. Anschließend wird diese je nach Wichtigkeit in einen der drei prominent auf ihrem Schreibtisch platzierten Visitenkartenordner (»VVIPs«, »VIPs«, »Mob«) einsortiert oder – bei »VVVIPs« – eingerahmt und aufgehängt.

Digitale Networker verlassen ihren Arbeitsplatz hingegen selten. Sie verbringen den Großteil ihrer Arbeitszeit auf Inter-

netseiten wie Xing, Facebook, LinkedIn oder Google+ und sammeln statt Visitenkarten virtuelle Kontakte. Die aktuelle Anzahl ihrer »Freunde« lassen sie mit stolz geschwellter Brust und bei jeder noch so unpassenden Gelegenheit in Unterhaltungen einfließen.
Mediziner sprechen von einem »bedenklichen Ausmaß der Krankheit«, wenn sich die Anzahl gesammelter Visitenkarten bzw. Facebook- oder Xingkontakte im vierstelligen Bereich bewegt.

Verwandte Krankheiten:
Kantinitis

Behandlungsmöglichkeit:
Isolationshaft

NETZHAUT

(lat. nerdiose)

N

Beschreibung:
Durch Tageslicht- und Frischluftphobie herbeigeführte Gesichtsblässe

Ursachen:
Forscher haben herausgefunden, dass es sich bei Netzhaut, auch Nerdiose genannt, um eine Viruserkrankung handelt. Zum ersten Mal aufgetaucht ist der heimtückische Erreger Ende der Achtzigerjahre im Karlsruher Institut für Angewandte Informatik.

Verbreitung:
98,7 % aller Erkrankten sind als Netzwerk- oder Systemadministratoren tätig.

Symptome:
Aufgrund ihrer Phobien ziehen sich die Betroffenen bevorzugt in dunkle Kellergemächer zurück. Ihr gewohntes Umfeld verlassen sie bestenfalls, um dem Pizzamann die Tür zu öffnen oder die neueste Version von »Call of Duty« aus der Hauspost zu fischen. Werden sie dabei von anderen, nicht infizierten Kollegen entdeckt, führt dies oft zu schaurigen Ammenmärchen über angebliche Geistersichtungen oder paranormale Aktivitäten im Firmengebäude.

Umgang mit den Erkrankten:
Der Lebensraum der unter Netzhaut leidenden Mitarbeiter muss unter allen Umständen respektiert und geschützt werden, ansonsten kann es zu schwerwiegenden Systemabstürzen oder Netzwerkausfällen kommen.

Verwandte Krankheiten:
Illuminationsinsuffizienz

Behandlungsmöglichkeit:
Bräunungscreme

PANAMA-SYNDROM

(lat. desiderium alieni)

Beschreibung:

Wahnvorstellung, die Dichte an Bürokrankheiten wäre in anderen Unternehmen weitaus geringer als beim derzeitigen Arbeitgeber

Verbreitung:

Tritt vorwiegend bei Arbeitnehmern mit wenig Berufserfahrung auf.

Symptome:

»Überall ist es besser als hier«, so die feste Überzeugung der Erkrankten. Folglich wartet in anderen Firmen das vermeintliche Schlaraffenland auf sie: Die Kollegen sind normal, die Gehälter mehr als üppig und technische Hilfsmittel halbwegs zeitgemäß. Die Aufgaben machen Spaß, Meetings entpuppen sich als effizient, und Mehrarbeit wird von der Belegschaft ebenso wenig verlangt wie die permanente Erreichbarkeit via Blackberry. Mitunter glauben die Betroffenen sogar, dass sie in anderen Unternehmen realistische Aufstiegschancen hätten. Oder an den Nikolaus.

Umso härter trifft es die Erkrankten, wenn sie ihre Jobwechselabsichten schließlich in die Tat umsetzen und sich endlich im angeblichen Paradies wähnen. In der Regel dauert es vier bis sechs Wochen, bis sie die Realität auf den Boden der Tatsachen zurückholt und ihnen plötzlich schmerzhaft bewusst wird: Woanders ist es mindestens genauso scheiße!

Nicht selten kehren sie kurze Zeit später geläutert zu ihrem alten Arbeitgeber zurück, wo sie ein vergleichsweise glückliches, sorgenarmes Leben führen. Und wenn sie nicht in Rente sind, dann leiden sie noch heute.

Verwandte Krankheiten:
Jammerrhoe, Lohnmacht

Behandlungsmöglichkeit:
Die Geschichte, wie der kleine Tiger und der kleine Bär nach Panama reisen

PAPIERTIGEREI

(gr. malproductionitis papyri)

Beschreibung:
Vom chinesischen Kommunistenführer Mao Zedong entdeckte Bürokrankheit; äußert sich durch fortwährendes Erstellen praxisferner Dokumente, die den Anschein einer Problemlösung erwecken sollen.

Verbreitung:
Die Betroffenen sind sehr oft in Ämtern und Behörden anzutreffen. Aber auch die freie Wirtschaft ist vor ihnen leider nicht gefeit.

Symptome:
Die Vorgehensweise »Erst Gehirn einschalten, dann aufschreiben« ist den erkrankten Kollegen leider weitestgehend fremd. Nicht dass die Thesen, die sie zu Papier bringen, miserabel formuliert oder die Visionen grundsätzlich schlecht für die Menschheit wären – sie sind einfach nur derart unrealistisch und utopisch, dass es fast schon einer intellektuellen Beleidigung der Leser gleichkommt.
Ab und zu schaffen sie es sogar, sich in ihren Präsentationen oder Konzepten richtiggehende »eierlegende Wollmilchsauen« auszudenken – die sich jenseits der geschriebenen Worte jedoch lediglich als Holz vernichtende Borkenkäfer entpuppen.

Für gewöhnlich sind die Werke der Erkrankten bereits an ihren Überschriften zu erkennen. Diese lauten etwa »Vision und Mission«, »Strategiepapier«, »Agenda 2050« oder »Arbeitszeitgesetz«.

Verwandte Krankheiten:
ISO-Manie, Schönrederei

Behandlungsmöglichkeit:
»Wer Visionen hat, sollte zum Arzt gehen.« (Helmut Schmidt)

PARETONTOSE
(dt. 80/20-Defekt)

Beschreibung:
Vom italienischen Soziologen Vilfredo Pareto entdecktes krankhaftes Ungleichgewicht bei der Verteilung von Arbeit und Gehältern; führt bisweilen zu akutem Missmut und Motivationshemmung.

Symptome:
1.) 80 % aller anstehenden Aufgaben im Unternehmen werden von 20 % der Belegschaft erledigt.
2.) 20 % der Mitarbeiter streichen 80 % der Gesamtsumme aller Löhne und Gehälter ein.
3.) Die Schnittmenge der jeweiligen 20 % aus 1.) und 2.) beträgt regelmäßig null.

Verwandte Krankheiten:
Lohnmacht

Behandlungsmöglichkeit:
Nicht weiter drüber nachdenken.

PARKPLATZPANIK

(gr. parcophobia)

Beschreibung:

Allmorgendliche Angst, keinen Premium-Parkplatz mehr zu bekommen

Symptome:

Für die meisten sind sie einfach nur praktische Möglichkeiten, den eigenen Wagen zu deponieren, für die erkrankten Kollegen stellen Parkplätze hingegen regelrechte Statussymbole dar. Entscheidend ist für sie deshalb nicht, *ob* sie eine Abstellgelegenheit für ihren Pkw finden, sondern *wo*.

Bevorzugt parken sie ihre VW Golfs oder Polos unmittelbar neben den gesondert gekennzeichneten Flächen für die S-Klassen der Geschäftsführer. Dies eröffnet ihnen gleich zwei Vorteile: Zum einen beweisen sie der gesamten Belegschaft, dass sie wieder einmal extrem früh da waren (zumindest früher als alle anderen erkrankten Kollegen), zum anderen entspricht das hieraus resultierende Parkarrangement der geltenden Rang- und Wichtigkeitsordnung im Unternehmen – zumindest glauben sie das.

P

Um das Gefühl der »angeparkten Macht« möglichst lange zu konservieren, lassen die Betroffenen ihre Pkws nach einer erfolgreichen Abstellaktion in Geschäftsführer- oder Vorstandsnähe gerne für den Rest der Arbeitswoche in der Firma stehen und pendeln stattdessen mit öffentlichen Verkehrsmitteln.

Warnung:

Gefährlich wird diese Büroerkrankung insbesondere dann, wenn mehrere Erkrankte gleichzeitig in die Tiefgarage einfahren. Nicht selten kommt es im Gerangel um den strategisch günstigsten Parkplatz zu mittelschweren Sach- oder Personenschäden. Entsprechende Dachschäden waren bei den betroffenen Kollegen hingegen meist auch schon vorher vorhanden.

Verwandte Krankheiten:
Frühvogelei

Behandlungsmöglichkeit:
Führerscheinentzug

PDFILIE

(engl. spaming)

Beschreibung:
Zwanghaftes Versenden unheimlich drolliger PDF-Präsentationen via Rundmail

Symptome:
Wer einmal in ihren Verteilerlisten gefangen ist, kommt so schnell nicht wieder raus. In regelmäßigen Abständen (täglich, bisweilen stündlich) belästigen die Erkrankten ihre Mitmenschen mit süßen Katzenbildern (»Ohhhhh!«), frauen- oder männerfeindlichen Witzen (»Ahhhhh!«), Schnappschüssen von angeblich harmlos verunfallten Kindern (»Ihhhhh!«) oder irrsinnig tiefgründigen Büro-Weisheiten des Konfuzius (»Der Narr tut, was er nicht lassen kann, der Weise lässt, was er nicht tun kann«).
Zumeist sind die E-Mails der Betroffenen bereits an den Betreffzeilen zu erkennen. Diese lauten beispielsweise »Süüüüüüüüüüüüüüüüß!!!«, »LOL!!!«, »Spaß am Morgen« oder einfach nur «:-))))))«.
Besonders kritisch wird es, wenn sich gleich mehrere Erkrankte im unmittelbaren Umfeld befinden. Nicht selten bekommt man die »lustigen« PDF-Dateien dann binnen kürzester Zeit sechs- bis zwölfmal von jeweils unterschiedlichen Kollegen zugeschickt – was übrigens auch bei den Netzwerkadministratoren sehr gut ankommt.

P

In schwereren Fällen der PDFilie versenden die Erkrankten die Dokumente nicht nur, sondern machen sich sogar die Mühe, sie in stundenlanger Kleinarbeit selbst zu erstellen. Natürlich während der bezahlten Arbeitszeit (»Pfuiiii!«)…

Umgang mit den Erkrankten:
Ab in den Junk-Ordner!

Verwandte Krankheiten:
Spaßneurose

Behandlungsmöglichkeit:
Automatische E-Mail-Weiterleitung an den Vorgesetzten

PESSIMISMUS

(lat. malum nigrum)

Beschreibung:
Permanentes Verbreiten von schlechter Laune durch Schwarzmalerei und Panikmache, teilweise verbunden mit der Heraufbeschwörung von selbsterfüllenden Prophezeiungen

P

Krankheitsverlauf:
08:16 Uhr: Bei der automatischen Ausweiskontrolle vor der Personenvereinzelungsanlage wird der Mitarbeiterausweis des Erkrankten aufgrund technischer Probleme erst beim dritten Versuch erkannt. Für ihn ein sicherer Vorbote drohenden Unheils.
08:55 Uhr: Der Vorgesetzte streckt seinen Kopf durch die Bürotür und wünscht einen wunderschönen guten Morgen. Komisch – sonst sagt er immer nur »Guten Morgen«.
08:56 Uhr: Der Erkrankte versucht seinen Kollegen weiszumachen, dass die Stimme des Chefs heute irgendwie anders

klingt als sonst. »Bestimmt rollt gerade eine Entlassungswelle auf uns zu«, unkt er. Die Kollegen sind irritiert.
10:03 Uhr: Rundmail vom Vorstandsvorsitzenden mit dem Betreff: »Wichtige Info«. Der Erkrankte sieht sich in seinem Verdacht bestätigt und bricht in Tränen aus.
10:04 Uhr: Die Kollegen versuchen den aufgelösten Schwarzmaler damit zu trösten, dass in der Nachricht vom Oberboss lediglich von »absolut sensationellen Quartalszahlen« die Rede ist. Leider ohne Erfolg. »Ja, könnt ihr denn eins und eins nicht zusammenzählen?«, schluchzt der Pessimist und beginnt damit, seine persönlichen Habseligkeiten in einen Karton zu packen.
12:02 Uhr: In der Kantine gibt es Schwarzwurzeln. Ein weiteres schlechtes Omen.
14:12 Uhr: Eine Anfrage der Kollegin Gutknecht, die höflich um die aktuellen Umsatzzahlen bittet, wird mit »Hier geht gerade alles den Bach runter, und Sie haben keine anderen Sorgen als diese dämlichen Umsatzzahlen?!« beantwortet. Anschließend bereitet der Betroffene schon einmal prophylaktisch seine Abschiedsmail vor.
15:00 Uhr: Geburtstagsumtrunk bei Herrn Müller aus der Buchhaltung. Statt zu gratulieren, wünscht ihm der Erkrankte viel Glück bei der wohl demnächst anstehenden Jobsuche. Die anderen Gäste horchen auf und bombardieren den Pessimisten mit Fragen.
15:50 Uhr: Erste Beiträge am Schwarzen Brett, in denen es um die angeblichen Entlassungs- und Insolvenzgerüchte geht. Der Betriebsrat handelt schnell und zieht sich für vier Tage zu einer Sonderklausurtagung nach Budapest zurück.
16:12 Uhr: Die Financial Times berichtet in einer mit Zitaten vom firmeninternen Schwarzen Brett gespickten Ad-hoc-Meldung über angebliche Schwierigkeiten im Unternehmen. Die Meldung endet mit den Worten: »Der Betriebsrat war bislang für keine Stellungnahme zu erreichen.« Die Märkte reagieren sofort.
16:27 Uhr: Angeblich bereiten mehrere Konkurrenten auf-

grund des immer weiter fallenden Aktienkurses bereits eine feindliche Übernahme vor. Während sich der Vorstand zu einer außerordentlichen Krisensitzung trifft, übt sich die Unternehmenskommunikation in medialer Schadensbegrenzung. Die Lage ist ernst, die Stimmung angespannt.
16:39 Uhr: Der Erkrankte schnappt sich seinen Mitarbeiterausweis und entschwindet in den Feierabend. Auf dem Weg nach draußen funktioniert die Personenvereinzelungsanlage tadellos. Vielleicht war das mit der bösen Vorahnung am Morgen ja doch nur alles Einbildung …

Verwandte Krankheiten:
Problemie

Behandlungsmöglichkeit:
Positiv denken!

PETER-PLAGE

(gr. incompetentia mega)

P

Beschreibung:
Vom kanadisch-US-amerikanischen Lehrer und Universitätsprofessor Laurence J. Peter formuliertes Phänomen, gemäß dem jeder Beschäftigte in einer ausreichend komplexen Hierarchie dazu neigt, »bis zu seiner Stufe der Unfähigkeit aufzusteigen«.

Symptome:
Bei der Peter-Plage handelt es sich nicht um ein individuelles Büroleiden im klassischen Sinn, vielmehr liegt hier gleich eine ausgewachsene Organisationskrankheit vor.
Nach einer gewissen Zeit wird demnach jede Position von einem Mitarbeiter besetzt, der unfähig ist, seine Aufgaben zu erledigen, weil er mit ihnen maßlos überfordert ist. Die

eigentliche Arbeit bleibt unterdessen an denjenigen Kollegen hängen, die ihre Stufe der Inkompetenz noch nicht erreicht haben – wobei die Betonung auf »noch« liegt.
Die berechtigte Frage, ob auch das Unternehmen, in dem Sie beschäftigt sind, von der Peter-Plage betroffen ist, lässt sich mit einem eindeutigen »Ja« beantworten. Schließlich war ihr Entdecker ein anerkannter Hochschulprofessor! Einige Kritiker vermuten jedoch, dass er mit dieser Tätigkeit ein wenig überfordert gewesen sein könnte.

Verwandte Krankheiten:
Dunning-Kruger-Defekt, Beförderungslethargie, Reorganisie

Behandlungsmöglichkeit:
Hierarchielose Organisationsformen, Aufstiegssperre

PFUSCH

(lat. dilettantose, engl. workaround)

Beschreibung:
Ersetzen bereits bekannter Mängel durch neue Fehler

P

Verbreitung:
Tritt vorwiegend in technisch orientierten Bereichen wie der IT oder dem Gebäudemanagement auf.

Symptome:
Sie selbst sehen sich als wahre Meister der Improvisation, in den Augen ihrer Kollegen sind sie jedoch nur dilettantische Stümper. Statt Probleme wie fehlerhafte Softwareinstallationen oder einen Rotstich am Monitor ein für alle Mal konventionell zu beseitigen, legen die Erkrankten bei der vermeintlichen Mängelbehebung einen Einfallsreichtum an den Tag,

der es locker mit dem von Steve Wozniak in den Anfangstagen von Apple aufnehmen könnte – mit dem kleinen Unterschied, dass die Dinge bei Wozniak danach meistens so funktionierten, wie sie sollten.
Die Erkrankten schaffen es hingegen immer wieder, dass sich die Software am Ende gar nicht mehr öffnen lässt oder der rotstichige Monitor plötzlich grünstichig ist. Für sie ist das ursprüngliche Problem damit jedoch eindeutig gelöst. Zudem haben sie mit ihrer »Fachkenntnis« auch noch ordentlich Geld für die Firma gespart. Ein neuer Monitor ist schließlich teuer!

Diagnose:
Häufig erkennt man die Erkrankten an Sätzen wie »Da bau ich mal eben einen Patch« oder »Wir basteln einen Workaround«. Zudem tragen sie – neben dem obligatorischen Phasenprüfer in der Hemdtasche – gerne einen Lötkolben sowie Kabelbinder in allen erdenklichen Längen mit sich herum.

Verwandte Krankheiten:
Exkulpie, Netzhaut, Technische Legasthenie

Behandlungsmöglichkeit:
Jemanden fragen, der sich mit so was auskennt

PLANUNGSWAHN

(gr. paranoia medeae, alt.-dt. Glaskugelkrankheit)

Beschreibung:
Moderne Form der Wahrsagerei

Verbreitung:
Tritt oft im internen Rechnungswesen zu Tage.

Symptome:

Einst wurden sie als Ketzer unter Berufung auf 3. Buch Mose 20,27 (»Wenn ein Mann oder Weib ein Wahrsager oder Zeichendeuter sein wird, die sollen des Todes sterben«) in öffentlichen Massenprozessen zum Tod auf dem Scheiterhaufen verurteilt, heute werden sie als sogenannte Controller auf dem Arbeitsmarkt gesucht wie kaum eine andere Berufsgruppe.

Die unter dieser Bürokrankheit leidenden Kollegen beschäftigen sich den Großteil ihrer Arbeitszeit nämlich damit, die Zukunft vorherzusagen. In unzähligen miteinander verknüpften Excel-Tabellen sowie unter Zugrundelegung zahlreicher vager Annahmen ermitteln sie die Umsatz-, Absatz-, Budget- und Marktanteilswerte der kommenden fünfzig Jahre auf Tagesbasis – und zwar bis auf die siebte Nachkommastelle genau. Im ausgedruckten Zustand würden die Tabellenblätter übrigens sämtliche Fahrspuren der A7 von Flensburg bis Ulm komplett unter Papier begraben.

Anschließend bilden sie aus den ermittelten Zukunftswerten diverse Indizes und Kennzahlen, nach denen das Unternehmen am Ende verbindlich gesteuert wird. Kommt es im Nachhin-

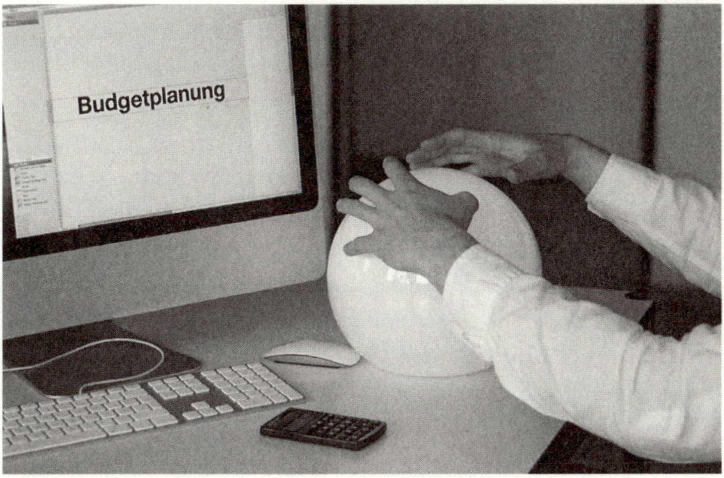

P

ein zu größeren Abweichungen zwischen den geplanten Soll- und den tatsächlichen Ist-Werten (also immer), sind die Erkrankten der festen Überzeugung, dass die Realität falsch sein muss.
Nach Feierabend beschäftigen sie sich häufig mit frühgeschichtlichen Werken wie »Das Leben des Nostradamus« oder »Ketzerverbrennung im 15. Jahrhundert«.

Verwandte Krankheiten:
Excel-Schweiß, Korinthenkackerei

Behandlungsmöglichkeit:
Systemsteuerung → Programme und Funktionen → Microsoft Excel deinstallieren. Etwaige Nachfragen bitte allesamt mit »Ja« bestätigen.

PLATZHIRSCHEREI

(lat. malum roehrrum)

Beschreibung:
Offensive Verteidigung empfundener Gewohnheitsrechte gegenüber Kollegen mit kürzerer Betriebszugehörigkeit

Symptome:
Besinnliche Töne sind den Erkrankten ebenso fremd wie mangelndes Selbstbewusstsein. Mit großem Getöse poltern sie durch die Gänge, reißen laufende Gespräche an sich und versuchen die Kollegen davon zu überzeugen, dass ihre Meinung die einzig richtige ist – schließlich waren sie schon im Unternehmen beschäftigt, als der Großteil der Belegschaft noch in die Windeln gemacht hat.
Genauso lange ist es übrigens auch her, dass sie zum letzten Mal etwas Erwähnenswertes für die Firma geleistet haben.

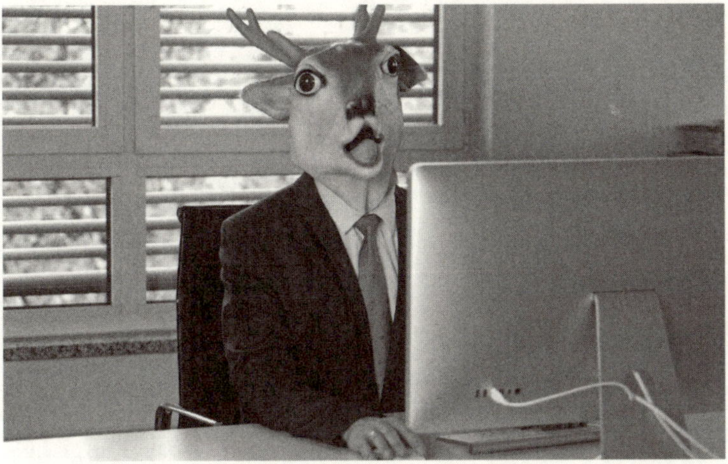

Dennoch zehren sie bis heute von den Erfolgen längst vergangener Tage, in denen der Bundeskanzler Helmut, Chemnitz Karl-Marx-Stadt oder Twix noch Raider hieß.

Seither sind die Betroffenen primär damit beschäftigt, ihre Reviere gegenüber neuen Kollegen abzustecken, alles besser zu wissen und fortwährend vermeintlich kluge Ratschläge zu geben.

Neben ihrer niedrigen Personalnummer sind die Erkrankten häufig auch daran zu erkennen, dass sie sich mittags in der Kantine mit Platzhirschen aus anderen Unternehmensbereichen treffen, um sich bei Wildragout (provenzalische Art) laut röhrend über die »guten alten Zeiten« zu unterhalten.

P

Verwandte Krankheiten:
Betriebsblindheit, Büronostalgie, Helfersyndrom

Behandlungsmöglichkeit:
Brunftkampf

POSTERIE

(lat. morbus pictura, dt. Wittler-Krankheit)

Beschreibung:

Obsessiver Dekorierzwang; äußert sich insbesondere durch Zupflastern der Bürowände mit Postern, Kalendern oder Familienbildern.

Symptome:

Je nach persönlichen Vorlieben erinnern die Büros der Erkrankten wahlweise an eine Miniaturausgabe des New Yorker Museum of Modern Art, eine XXL-Ahnengalerie, Hugh Hefners Schlafzimmer oder einen zweidimensionalen Streichelzoo. Ab und an werden dabei sogar ganze Fensterfronten mit Postern und Fotos zugeklebt, was – je nach Aussicht – allerdings auch gewisse optische Vorteile mit sich bringen kann.
Besonders problematisch wird die Posterie in Zweier- oder Großraumbüros mit gegenüberliegenden Schreibtischen. Meist tritt neben dem eigentlichen Krankheitsbild nämlich auch eine schwer ausgeprägte Mitdenkschwäche auf, die dafür sorgt, dass der Betroffene die seinem Rücken zugewandte Seite des Büros mit dem von ihm präferierten Bildmaterial versieht. Nicht selten kommt es infolgedessen zu Minderwertigkeitskomplexen oder leichteren Allergieschocks – beispielsweise, wenn Mitarbeiterinnen den ganzen Tag auf die Playboy-Centerfolds ihrer männlichen Zellengenossen starren müssen oder diese im Gegenzug auf unzählige »zuckersüße« Katzen-, Hunde- und Babyposter.

Verwandte Krankheiten:

Klebtomanie, Kinderwahn, Nachberichtitis

Behandlungsmöglichkeit:

Fototapete (Motiv: Bürowand)

POWERPAIN

(lat. angina foliensa, dt. Aargh!)

Beschreibung:

Krampfartige Schmerzen in der Magengegend, nachdem sich das Präsentationserstellungsprogramm beim Erstellen der 73. Folie urplötzlich verabschiedet hat, zum Beispiel aufgrund eines »unerwarteten Fehlers«. Für gewöhnlich einhergehend mit nicht gesicherten Zwischenständen und abgeschalteter »Autospeichern«-Funktion.

Ursachen:

Programmierfehler, Netzwerkstörungen, Stromausfälle; trottelige Kollegen, die es tatsächlich schaffen, beim lässigen »An-fremde-Schreibtische-Anlehnen« aus Versehen den Abschaltknopf der Laptop-Dockingstation mit dem Hinterteil zu betätigen

Verwandte Krankheiten:

Chartwahn, Excel-Schweiß, Technische Legasthenie

Behandlungsmöglichkeit:

Frustabbau! Zum Beispiel mit Urschreitherapie oder Boxtraining. Ein Sandsack gehört schließlich in jedes Büro.

P

PRIVATITIS

(engl. E. T. phone home disease, dt. Heimscheißerei)

Beschreibung:

Nutzung der bezahlten Arbeitszeit, um ausführliche Privatgespräche am Telefon zu führen, regelmäßig einhergehend mit amüsierten und/oder genervten Kollegen im Großraumbüro

Erscheinungsformen:

Leichte Form: »Ja, kann ich auf dem Heimweg machen. Was soll ich denn alles mitbringen? … Moment, ich brauch was zum Schreiben. Milch, Eier, Käse … Klopapier, Intimlotion … und eine Tube Schrundensalbe. Apropos: Nässt dein Ekzem eigentlich immer noch?«

Mittlere Form: »Ich dich … ich dich auch! Und sogar noch viiiiiiiiel mehr als du mich! … Aber sicher geht das! … Doooch, das geht! … Okay … Tschüss, Mäusezähnchen … Tschüüüüüss … Bis nachher dann! Leg du zuerst auf … Nein, du … Nein, du … Nein, du … Hallo?«

Schwere Form: »Das war doch nicht so gemeint! … Jetzt komm! Nur weil ich die Frage, ob du zu dick bist, mit ›kommt drauf an, wo‹ beantwortet habe? … Du bist aber auch empfindlich! Können wir das vielleicht heute Abend klären, ich muss arbeiten … Schnucki, ich muss ARBEITEN! Das ist schließlich kein Freizeitpark hier … ICH SCHREIE NICHT!!! … UND NENN MICH GEFÄLLIGST NICHT PUPSI, WENN WIR STREITEN!!!«

Verwandte Krankheiten:

Blackberrie, Drill-Damage

Behandlungsmöglichkeit:

Eheberater

PROBLEMIE

(lat. dubatiose generalis, dt. Schwarzseherei)

Beschreibung:

Nervtötende Form des Bedenkenträgertums; äußert sich durch notorische Verwendung des bösen P-Worts.

Symptome:

Mit ihrem detektivischen Spürsinn haben die Betroffenen eigentlich glatt den Beruf verfehlt. Egal, wie sicher und risikoarm ein Projekt scheint – die an dieser Bürokrankheit leidenden Kollegen finden immer ein mögliches Problem. Sei es ein Meteoriteneinschlag, eine quantenrelativistische Verschiebung im Raum-Zeit-Kontinuum oder die Gefahr, dass das Budget nicht ausreichen könnte. Ist das Haar (oder die Schuppe) in der Projekt-Suppe endlich gefunden, wird es intensiv analysiert und zerpflückt – und die ganze Suppe für ungenießbar erklärt. Mitunter stellt sogar die Nichtexistenz eines Problems ein Problem für die Erkrankten dar, da dies ihrer Meinung nach ein sicheres Indiz dafür ist, dass das Vorhaben nicht von allen möglichen Seiten gründlich betrachtet wurde.

Als Besprechungsteilnehmer sind die Kollegen aufgrund ihres Leidens ungefähr so beliebt wie Anrufe von cholerischen Kunden im Callcenter. Nicht selten sind sie dafür verantwortlich, dass Meetings endlos in die Länge gezogen und ganze Projekte von vornherein totgeredet werden.

Wird das Vorhaben – allen Unkenrufen zum Trotz – dennoch

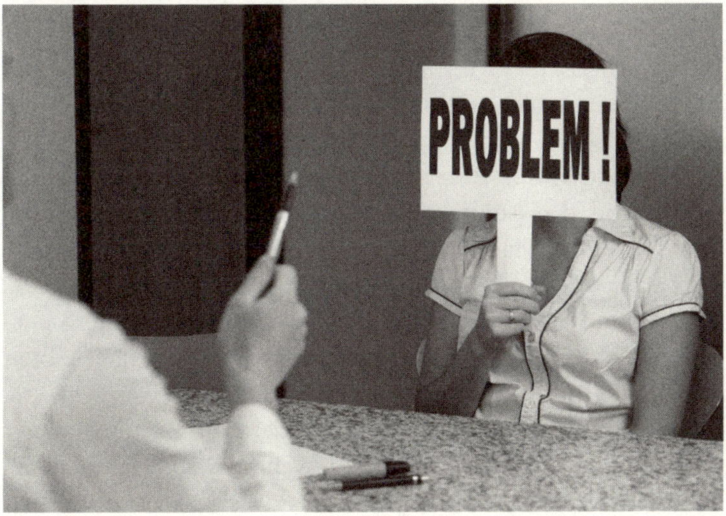

P

erfolgreich umgesetzt, haben die Erkrankten plötzlich »von Anfang an dran geglaubt«. Insbesondere, wenn es darum geht, Lorbeeren dafür einzuheimsen.

Verwandte Krankheiten:
Pessimismus, Korinthenkackerei, Lorbeerismus

Behandlungsmöglichkeit:
Problematisch

PROFINEUROSE

(dt. Krull'sche Krankheit)

Beschreibung:
Angst vor neuen Arbeitskollegen, die sich im hochspezialisierten Aufgabengebiet des Profineurotikers mindestens so gut auskennen wie man selbst – was meistens keine allzu große Kunst ist.

Symptome:
Bereits seit Jahren gaukeln die ahnungslosen Betroffenen ihren noch ahnungsloseren Chefs vor, dass sie eine Koryphäe in ihrem Fach seien, die Erstellung des hochkomplexen KPI-Reports (bestehend aus fünf Zahlen) eine ganze Woche beanspruchen würde und das Abonnement der »Auto Motor und Sport« (bzw. »Bild der Frau«) für ihre Arbeit von essenzieller Bedeutung wäre.
Eigentlich das perfekte Büroleben – wäre da nicht diese permanente Angst, dass sie eines Tages einen dahergelaufenen Diplom-Vollprofi-Kollegen zur Seite gestellt bekommen, der ihr mühsam errichtetes Lügengebäude zum Einsturz bringt und sie als das entlarvt, was sie in Wahrheit sind: faule, dilettantische Blender, die den ganzen Tag nichts anderes tun, als

P

Online-Poker zu spielen, powerzunappen oder sich immer wieder neue Arbeitsvermeidungsstrategien auszudenken.

Diagnose:
Hauptsächlich erkennen Sie die Erkrankten daran, dass sie die Frage, was sie eigentlich den ganzen Tag machen, nur ausweichend oder so kryptisch beantworten, dass es niemand versteht. Teilweise behaupten sie auch, für Geheimprojekte tätig zu sein, die so streng vertraulich sind, dass nicht einmal der Vorstand davon Kenntnis hat. Wer sie eingestellt hat und wofür, weiß meistens keiner mehr so richtig.

Verwandte Krankheiten:
Platzhirscherei, Somnus interruptus

Behandlungsmöglichkeit:
Geheim

PROJEKTITIS

(gr. malakia sisyphos)

Beschreibung:
Durch gelangweilte Projektmanager hervorgerufene Unart, Mitarbeiter fortwährend von ihrem Tagesgeschäft abzuhalten, gewöhnlich einhergehend mit blindem Aktionismus sowie exzessiver Papier- und Zeitverschwendung

Krankheitsverlauf:
Ideenfindungs-Phase: Der Projektmanager überlegt, was man zur Verbesserung der Unternehmenssituation tun könnte, um kurz darauf festzustellen, dass das Budget dafür nicht ausreicht. Anschließend überlegt er, was er mit dem vorhandenen Budget anstellen könnte, um festzustellen, dass dies zur

Verbesserung der Unternehmenssituation überhaupt nichts beiträgt.

Projektdefinitionsphase: Gründung der ersten beiden Teilprojekte. Das erste soll sich mit der Frage beschäftigen, wie man für das substanzlose Vorhaben einen offiziellen Projektauftrag von der Geschäftsführung bekommen könnte, das zweite wird mit der Aufgabe betraut, sich einen möglichst geheimnisvollen Projektnamen auszudenken (zum Beispiel »Tropensturm«, »Feuerzauber«, »Weißer Drache« oder »Agamemnon«). Dazu gibt es Kekse.

Projektplanungsphase: Mittels hochkomplexer Methoden (zum Beispiel Würfeln) werden die einzelnen Projektschritte sowie die zugehörigen Meilen- bzw. Stolpersteine detailliert vorausgeplant und in unübersichtliche Ablaufpläne oder Tabellen gepackt. Anschließend verteilt der Projektmanager diese Dokumente ohne weitere Kommentierung an die unzähligen Projekt- und Teilprojektmitglieder und beauftragt sie, mit ihren jeweiligen Arbeitspaketen loszulegen.

Projektdurchführungsphase: Jeder macht irgendwas. In regelmäßigen Abständen trifft man sich zu Projektbesprechungen, trinkt Kaffee und redet über den Tatort vom vergangenen Sonntag.

Projektabschlussphase: Der Projektleiter fasst die nicht vorhandenen Ergebnisse in einer ausführlichen Präsentation zusammen, um sie anschließend mit stolz geschwellter Brust der Geschäftsführung vorzustellen. Diese lobt insbesondere die außergewöhnliche Farbgebung des Charts auf Folie Nummer 134 und gibt bei dieser Gelegenheit grünes Licht für ein entsprechendes Folgeprojekt. Dazu gibt es Lachs-Kanapees.

Warnung:

Die Projektitis ist nicht nur eine immens teure, sondern auch eine hochansteckende Bürokrankheit! Viele Unternehmen bestehen mittlerweile zu über 50 % aus Projektmanagern und erklären selbst das Anspitzen von Bleistiften, die Auswahl der Besprechungsverpflegung oder das Ausdenken neuer Projekte zum Projekt.

Verwandte Krankheiten:
Sick-Off-Meeting, Arbeit

Behandlungsmöglichkeit:
Richtige Arbeit

PROTOKOLLIE

(gr. stenoitis)

Beschreibung:
Unkontrollierbarer Zwang, in Besprechungen und Konferenzen selbst den banalsten Schwachsinn mitzuschreiben

Symptome:
Wie aktiv man an einem Meeting teilgenommen hat, zeigt sich einzig und allein am Umfang der Aufschriebe – denken zumindest die an Protokollie leidenden Kollegen. Selten verlassen sie Besprechungen, ohne nicht mindestens drei DIN-A4-Seiten (beidseitig) mitgeschmiert zu haben. Logisch, dass sie dem eigentlichen Geschehen dabei keinerlei Aufmerksamkeit schenken. Weshalb auch? Schließlich protokollieren sie ja alles und können es sich später in aller Ruhe durchlesen.
Kehrt der Erkrankte kurz darauf an seinen Schreibtisch zurück, versucht er, das kraklig Geschriebene von eben zu entziffern. Außer einem Satz, der mit viel Fantasie »Hoch dem Chart das Kunde pfeilt in grün« lauten könnte, will ihm dies aber nicht so recht gelingen.

P

Folgeerscheinungen:
Nehmen gleich mehrere an Protokollie erkrankte Kollegen an einer Besprechung teil, vergleichen sie anschließend die Seitenzahlen ihrer Mitschriebe. Stellen sie dabei gravierende

Unterschiede fest, kommt es bei den Erkrankten mit niedrigeren Werten regelmäßig zu Angst- und Panikattacken.

Verwandte Krankheiten:
Mal- und Kritzelseuche, Klebtomanie

Behandlungsmöglichkeit:
Eingipsen der Schreibhand

RAUPE-NIMMERSATT-SYNDROM

(lat. morbus obelix)

Beschreibung:
Sensibler Geruchssinn, Geiz und unstillbarer Hunger – eine äußerst gefährliche Kombination, insbesondere für die Kollegen

Symptome:
Kaum ist die Geburtstagstorte angeschnitten, die Nutella-Stulle ausgepackt oder das Obst gewaschen, stehen sie auch schon mit gierigem Blick da und bedienen sich ebenso ungefragt wie uneingeladen an fremden Büroleckereien. Häufig riechen die Erkrankten sogar über mehrere Stockwerke hinweg, wo es im Unternehmen gerade etwas zu essen gibt. Mediziner sprechen hierbei vom sogenannten »Maiglöckchen-Phänomen« (benannt nach einem Experiment, in dem nachgewiesen wurde, dass manche Spermien den Weg zur Eizelle schneller finden, wenn diese zuvor mit Maiglöckchen-Duft versehen wurde).
In der Kantine sind die Betroffenen oft daran zu erkennen, dass sie sich einen Nachtischlöffel aufs Tablett packen, obwohl sie sich aus Kostengründen nur für eine Suppe entschieden haben. Schließlich gibt es erfahrungsgemäß immer einen Kollegen, der sich beim Zusammenstellen des Menus maßlos überschätzt hat.
Werden die Schnorrer-Vielfraße höflichst darum gebeten, im Gegenzug doch auch mal etwas Essbares für die anderen mitzubringen, lachen sie nur hämisch und stopfen sich genüsslich den nächsten Bissen in den Mund.

Umgang mit den Erkrankten:
Verriegeln Sie vor dem Auspacken von Nahrungsmitteln Fenster und Türen, und bleiben Sie bei den anschließenden Klopfgeräuschen, Bettel-E-Mails und Drohanrufen knallhart.

Verwandte Krankheiten:
Bürozucker, Feierzwang, Schnorritis

Behandlungsmöglichkeit:
Nasen-OP

REKTALE ADULATION

(dt. Arschkriecherei)

Beschreibung:
Unterwürfiges Anbiedern bei hierarchisch übergeordneten Kollegen, häufig in Kombination mit der Absonderung von mukösen organischen Sekreten

Krankheitsverlauf:
07:59 Uhr: Wie jeden Morgen trifft der Erkrankte »zufällig« den Vorstandsvorsitzenden in der Tiefgarage. Es folgen die obligatorische Begrüßung und das Angebot, dem Oberboss beim Transport der Aktentasche ins Büro behilflich zu sein.
08:30 Uhr: Der direkte Vorgesetzte wird freudestrahlend mit einer frisch aufgebrühten Tasse Kaffee empfangen: »Einen wunderschönen guten Morgen, Herr Dr. Mayer! Hübsche Krawatte, Herr Dr. Mayer! Keks dazu, Herr Dr. Mayer?« Die Kollegen nebenan werden unterdessen weitestgehend ignoriert.
10:15 Uhr: Meeting mit der Bereichsleitung. Der Erkrankte lauscht andachtsvoll, nickt nach jedem Satz und kommentiert das Gesagte in regelmäßigen Abständen mit »Genau!«.
12:00 Uhr: Glück gehabt – neben dem Marketingleiter ist in der Kantine noch ein Plätzchen frei.
14:13 Uhr: Termin beim Vorgesetzten. Der Erkrankte äußert eine brillante Idee, die er wenige Minuten zuvor im Vorbeigehen von zwei Kollegen aufgeschnappt hat. Dr. Mayer ist entzückt und stellt ihm die Projektleitung in Aussicht.

16:42 Uhr: Die Kollegen zeigen sich uneinsichtig. Statt froh darüber zu sein, dass ihre Ideen beim Chef so gut ankommen, beschimpfen sie den arschkriecherischen Ideendieb als »arschkriecherischen Ideendieb« und drohen mit körperlicher Gewalt.
18:19 Uhr: Mit einer Schachtel Pralinen bewaffnet stattet der Betroffene der Vorstandssekretärin einen Besuch ab. Er verteilt Komplimente und fragt nach, ob sich schon abschätzen ließe, wann der »Herr Vorstandsvorsitzende« seinen Arbeitstag beende.
18:55 Uhr: Letzte E-Mail des Tages an Herrn Dr. Mayer. Betreff: »Sie sind der Beste!«
19:03 Uhr: Zufälliges Aufeinandertreffen mit dem Vorstandsvorsitzenden in der Tiefgarage. Irgendein Spaßvogel hat an dessen S-Klasse doch tatsächlich den Scheibenwischer nach oben geklappt! Der Erkrankte korrigiert die Fehlstellung des Wischblatts, verabschiedet sich und trägt dem CEO an, der Frau Gemahlin die allerbesten Grüße von ihm auszurichten.
19:04 Uhr: Ab nach Hause! Mutti wartet bestimmt schon mit dem Abendessen.

Verwandte Krankheiten:
Duckmäusertum, Negationsinsuffizienz

Umgang mit den Erkrankten:
Ignorieren!

Behandlungsmöglichkeit:
Schleimlöser

REORGANISIE

(lat. dieta oeconomica, engl. lean management)

Beschreibung:
Bestreben, das Unternehmen durch eine organisatorische Neuausrichtung noch effizienter zu gestalten, zumeist einhergehend mit dem Vorsatz, schlanke Hierarchien, klare Kompetenzen und transparente Strukturen zu schaffen

Verbreitung:
Tritt in regelmäßigen Abständen (jährlich) im Topmanagement auf – häufig mit Unterstützung externer Berater.

Symptome:
Leichte Ausprägung:

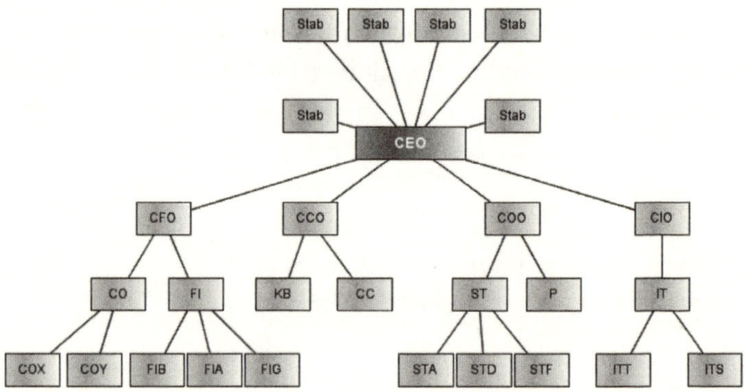

Mittlere Ausprägung:

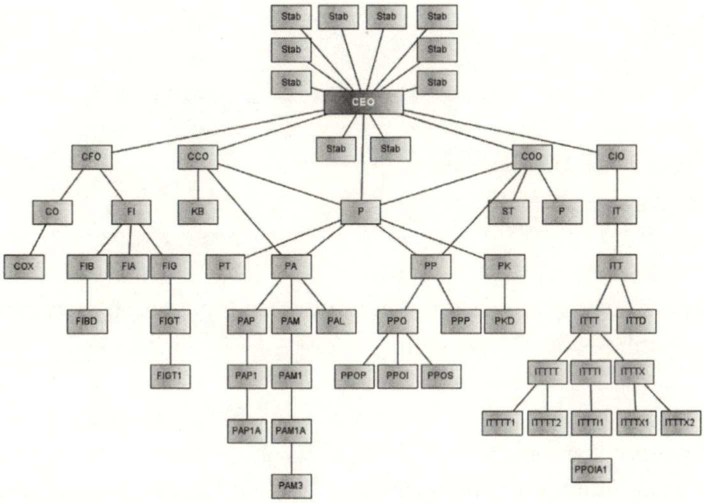

Schwere Ausprägung:

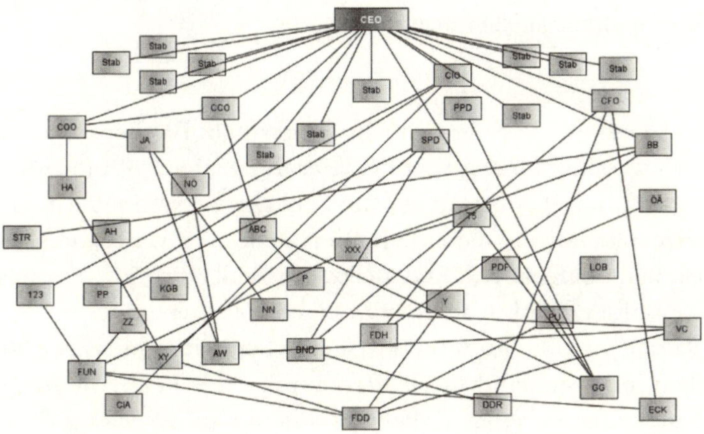

Verwandte Krankheiten:
Beraterie, Projektitis

R

Behandlungsmöglichkeit:
Schlanke Hierarchien, klare Kompetenzen, transparente Strukturen

RESTEZICKEN

(dt. Morbus Pfütze)

Beschreibung:
Krankhaftes Hinterlassen von minimalen Heißgetränkepfützen in Kaffee- oder Teekannen

Ursachen:
Extreme Faulheit – soll doch gefälligst jemand anderes den letzten Schluck nehmen und anschließend neuen Kaffee oder frisches Teewasser aufsetzen!

Verwandte Krankheiten:
Kaffeerausch, Spülmaschinenphobie

Behandlungsmöglichkeit:
Im Jahr 1991 wurde es den Mitarbeitern des Rechenzentrums der britischen University of Cambridge zu bunt: Um endlich der Instituts-Restezicke auf die Schliche zu kommen, installierte man kurzerhand eine Kamera in der »Trojan Room« genannten Kaffeeküche und stellte die Bilder live ins Internet. Dies gilt gemeinhin als Geburtsstunde der Webcam.
Was aus dem hierdurch entlarvten Mitarbeiter geworden ist, blieb indes geheim. Gerüchten zufolge arbeitet er heute als Erntehelfer auf einer Kaffeeplantage in Costa Rica und verteufelt in seiner spärlichen Freizeit die Möglichkeiten der modernen Technik.

RSI-SYNDROM

(lat. dolor repetitio, engl. repetitive strain injury)

Beschreibung:
Schmerzhafte Mikroverletzungen des Gewebes, hervorgerufen durch sich häufig wiederholende (repetitive) Bewegungsabläufe

Erscheinungsformen:
Die wohl bekanntesten Vertreter des RSI-Syndroms sind der Mausarm (auf Sachbearbeiterebene), der Tennisarm (ab dem mittleren Management aufwärts) sowie der Golfarm (bei Vorständen und Geschäftsführern). Darüber hinaus gibt es in der täglichen Büropraxis aber noch zahlreiche weitere Erscheinungsformen wie den Nasenbohrfinger, den Büroschlafrundrücken, das Kollegentretbein, den Scheiße-der-Chef-kommt-Wegducknacken, die Arbeitsabwehrhand, den Arschkriechhals oder den Stinkefinger – um nur einige Beispiele zu nennen.

Symptome:
Quälender Ganzkörperschmerz von 9 bis 17 Uhr

Verwandte Krankheiten:
Klick-Syndrom, Türrahmenskoliose

Behandlungsmöglichkeit:
Einfach mal nur dasitzen und nix tun.

R

RUSH-AUA

(lat. morbus fury, dt. Mobile Idiotie)

Beschreibung:
Durch hektisches Auf-den-Gängen-Umherrennen verursachte Stoß- und Schürfverletzungen, meist in Kombination mit Stolpern, Ausrutschen, Stürzen oder Umknicken

Symptome:
Sitzen sie an ihren Schreibtischen, fragt man sich mitunter, ob die von diesem Büroleiden geplagten Kollegen gerade schlafen oder überhaupt noch unter den Lebenden weilen. Doch kaum betreten sie einen Flur oder ein Treppenhaus, verwandeln sie sich schlagartig vom Faultier zum Gepard. Wie von der Tarantel gestochen rennen sie durch die Gegend, als ginge es darum, einen neuen Weltrekord im Hundertmeterlauf aufzustellen. In Wahrheit wollen sie aber nur mal kurz zum Drucker, in die Kaffeeküche und/oder auf die Toilette. So weit kommen sie aber selten. Denn im blinden Aktionismus übersehen die Erkrankten regelmäßig geöffnete Schubladen und Schranktüren, lose auf dem Boden umherliegende Kabel, Treppenstufen oder das frisch aufgestellte »Achtung! Rutschgefahr!«-Schild, häufig mit schmerzhaften bis blutigen Konsequenzen.

Ursachen:
Was sie dazu treibt, fortwährend zwischen den beiden Extremen »komatöses Nichtstun« und »Hochleistungssport« hin und her zu wechseln, ist unter Experten umstritten. Während die einen behaupten, dass die Betroffenen durch hektische Bewegungen in Gängen oder Treppenhäusern einfach nur den Eindruck von Wichtigkeit erzeugen wollen, gehen andere davon aus, dass es sich dabei um eine sogenannte »Fight-or-flight-Reaktion« des Erkrankten handelt. Beispielsweise ausgelöst durch eine E-Mail vom Vorgesetzten mit dringlichen To-Dos.

Bei einer Fight-or-flight-Reaktion veranlasst das Gehirn die schlagartige Freisetzung von Adrenalin. Herzschlag und Atmungsfrequenz erhöhen sich dramatisch, um zusätzliche Energie für das der Stresssituation angemessene überlebenssichernde Verhalten zu liefern: Kampf oder Flucht.
Wofür sich die Betroffenen dabei entscheiden, ist offensichtlich.

Verwandte Krankheiten:
Aktne, Hek-Tick

Behandlungsmöglichkeit:
Ruhig, Brauner!

SAMMELWAHN

(lat. kuvertose donatio)

Beschreibung:

Regelmäßiges Einsammeln von »freiwilligen Spenden« für firmeninterne Geburtstags-, Hochzeits-, Ein- oder Ausstandsgeschenke, häufig verbunden mit extrem unoriginellen Glückwunschkarten

Symptome:

»Geben ist seliger denn Nehmen« heißt es in einem alten deutschen Sprichwort. Das interessiert die Erkrankten jedoch herzlich wenig, denn sie nehmen gerne. Hier fünf Euro für das Geschenk zum 50. Geburtstag von Herrn Schmidt aus dem Marketing, dort drei Euro für das neugeborene Baby von Frau Kowalski aus der Buchhaltung und zwischendurch noch ein paar Groschen für den Abschied des einen Mitarbeiters aus Controlling, dessen Namen man schon wieder vergessen hat.

Primär sind die Erkrankten daran zu erkennen, dass sie den halben Arbeitstag mit einem klimpernden DIN-A3-Umschlag sowie einer Unterschriftsmappe durch die Gänge schleichen. Unangemeldet stehen sie dann plötzlich in den Büros unbescholtener Kollegen und halten die Hand bzw. den Umschlag auf. Natürlich ist die Spende dabei total freiwillig, und jeder soll nur das geben, was er denkt – aber drei bis fünf Euro wären schon schön. Schließlich haben das alle anderen auch beigesteuert.

S

Wurden die gewünschten Beträge erbettelt, lassen sich die Betroffenen den Empfang des Geldes entsprechend quittieren. Häufig auf Grußkarten, die witzige Aufschriften wie »Herzlichen Glückwunsch!« oder »Alles Gute« tragen.

Nach Beendigung ihrer Sammelaktionen ziehen sich die Erkrankten in ihre Büros zurück, zählen die Münzen und verbringen den restlichen Arbeitstag damit, sich Gedanken über passende, möglichst originelle Geschenke zu machen. Dabei recherchieren sie unter anderem im privaten Umfeld der jeweiligen Kollegen (beispielsweise über Facebook) deren Hobbys, befragen Mitarbeiter, die die Jubilare besser kennen, und surfen anschließend sämtliche Shoppingseiten im Internet ab. Am Ende wird es meistens ein Gutschein.

Verwandte Krankheiten:
Feierzwang

Behandlungsmöglichkeit:
Normalerweise hilft es schon, die Geburtstage der Erkrankten selbst komplett zu ignorieren. Danach haben sie auch keine Lust mehr, an andere zu denken.

SCHILDLÄUSEREI

(lat. papyrose furiosa)

Beschreibung:
Unart, die eigene Meinung ausschließlich mittels heimlich angebrachter Zettel und Schilder kundzutun

Symptome:
Vordergründig sind die erkrankten Kollegen entspannte Zeitgenossen, die so leicht nichts aus der Fassung bringt. Sobald sie sich unbeobachtet fühlen, tritt jedoch ihr wahres Wesen zu Tage, und aus den eben noch unauffälligen Zeitgenossen werden plötzlich regelrechte (Papier-)Bestien, denen anscheinend ganze Armeen von Läusen über die Leber gelaufen zu sein scheinen …
Mit Tesafilm und einem Stapel DIN-A4- oder DIN-A3-Ausdrucken bewaffnet überfallen sie das Firmengebäude, um an möglichst vielen möglichst exponierten Stellen heimlich ihre vor Wut strotzenden Botschaften anzubringen: »RUHE – hier

wird GEARBEITET!!!«, »Fenster geschlossen halten! ES ZIEHT!!!«, »Das GESCHIRR räumt sich nicht von alleine in den GESCHIRRSPÜLER!!!« oder »Klobürsten sind zum BENUTZEN da!!!« – um nur einige Beispiele zu nennen.
Typisch für das Krankheitsbild ist dabei die inflationäre Verwendung von Ausrufezeichen, die komplette Großschreibung willkürlich ausgewählter Wörter sowie eine konsequente Verweigerung der Höflichkeitsfloskel »bitte«.
Haben sie ihre »Tour de Furor« beendet, kehren die Erkrankten wieder an ihre Schreibtische zurück und tun so, als ob nie etwas gewesen wäre. Werden sie dennoch versehentlich von Kollegen darauf angesprochen, ob sie etwas mit diesen unverschämten Aushängen zu tun hätten, verneinen sie vehement. Derartige Aktionen, so ihre Argumentation, wären schließlich weit unter ihrem Niveau.

Verwandte Krankheiten:
Duckmäusertum

Behandlungsmöglichkeit:
Zettel ab, Mund auf!

SCHLIPSOXIE

S

(dt. Krawatten-Irrsinn)

Beschreibung:
Sauerstoffunterversorgung des Gehirns durch zu eng gebundene Krawatten

Verbreitung:
Häufig bei Führungskräften, eher seltener bei Personen weiblichen Geschlechts

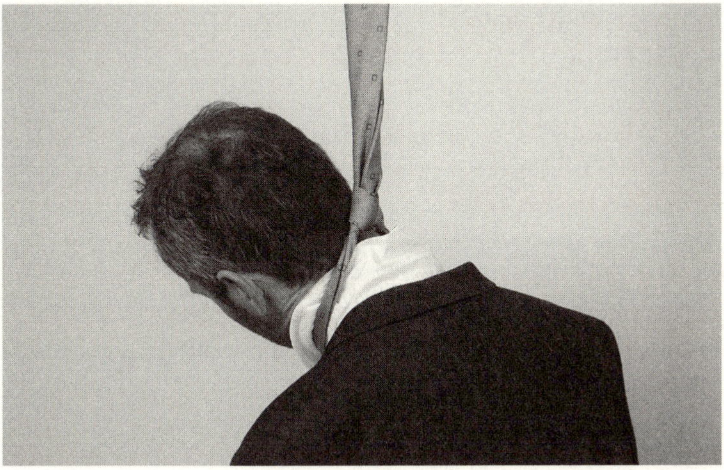

Symptome:
Obwohl man sie teilweise auch schnippisch »Kompetenzverstärker« nennt – Krawatten bewirken mitunter exakt das Gegenteil! Ist der Knoten zu straff, drosselt die Halsbinde die Luftzufuhr und sorgt somit für eine Sauerstoffunterversorgung des Gehirns. Die Folgen: Das Membranpotenzial der Nerven- und Gliazellen sinkt, die intrazelluläre Osmolalität steigt, und eine als Exzitotoxizität bezeichnete Hyperexzitabilität tritt auf. Anders formuliert: Der Kollege redet Blödsinn.

Umgang mit den Erkrankten:
Schlipsträger brauchen unser Mitgefühl – selbst wenn es manchmal schwerfällt! Helfen Sie den Erkrankten in besonders schlimmen Fällen beim Lockern des Krawattenknotens, und stellen Sie sie für mindestens zehn Minuten an ein geöffnetes Fenster.

Verwandte Krankheiten:
Verbaler Durchfall

Behandlungsmöglichkeit:
Casual Friday

SCHNAPPSTUSS

(lat. morbus albus, engl. facebook disease)

Beschreibung:
Unsitte, die Kollegen nach dem Urlaub mit unzähligen Ferienbildern zu langweilen

Erscheinungsformen:
Leichte Form:
Die Betroffenen versuchen in Phase 1, ihren kürzlich verbrachten Urlaub möglichst beiläufig in Flur-Unterhaltungen einzubauen (ob sie dabei in Salzgitter oder Sydney waren, spielt bestenfalls eine untergeordnete Rolle). Scheint das Interesse des Gegenübers geweckt, folgt Phase 2: Mit einer geschickten Handbewegung wird das Smartphone aus der Hosentasche gefischt und Phase 3 mit dem Satz »Willste mal sehen?« eingeläutet. Ohne eine Antwort abzuwarten, öffnet der Erkrankte das Fotoalbum seines Handys und hält es dem hilflosen Kollegen unter die Nase: »Schau mal, das bin ich im FKK-Bereich …«

Mittlere Form:

Von: Frank Fetzer
An: Alle Mitarbeiter

Betreff: Back again!

Hallo zusammen!
Mit dieser E-Mail melde ich mich aus meinem Urlaub zurück.

Die drei Wochen auf den Malediven waren echt der Oberhammer! Der Strand war feinsandig, das Essen top, und die Hotelzimmer haben ihre fünf Sterne wirklich verdient! Damit auch ihr an alldem teilhaben könnt, habe ich einmal die besten Bilder zusammengestellt.
Viel Spaß damit und liebe Grüße,
Frank

PS: Teil 2 kommt morgen …
Anhang: Malediven_2012.ptt (Größe: 37,9 MB)

Schwere Form:
Der Erkrankte reserviert den größten Besprechungsraum im Firmengebäude und präsentiert seine Urlaubsimpressionen im Rahmen einer pompösen multimedialen Show. Neben den optischen Impressionen kommen auch informative Wortbeiträge über Land, Leute und die jeweilige Kultur nicht zu kurz. Die gesamte Belegschaft ist eingeladen, es gibt Sekt und Schnittchen. Im Vorprogramm spielt Lady Gaga.

Verwandte Krankheiten:
Kinderwahn, Vertreterie

Behandlungsmöglichkeit:
Urlaubssperre

S

SCHNORRITIS

(lat. parasitose)

Beschreibung:
Pathologischer Leihzwang; betrifft in der Regel Geld und andere persönliche Habseligkeiten.

Symptome:
Zugegeben: Man kann ja mal etwas vergessen oder verlegen. Die beharrliche Regelmäßigkeit, mit der es die Betroffenen tun, ist aber im wahrsten Sinne des Wortes krankhaft. Sei es der Geldbeutel, der wieder einmal zuhause geblieben, die Zigarettenschachtel, die gerade nicht auffindbar ist, oder der Regenschirm, der im Wagen der Frau spazieren fährt. Typische Sätze der Erkrankten beginnen deshalb regelmäßig mit »Hätte mal jemand ...« oder »Könnte ich mir bis morgen ...«, wobei »morgen« aus ihrem Munde meistens »irgendwann in drei Monaten« bzw. »nie« bedeutet.
Werden sie von ihren Kollegen mehrere Tage oder Wochen später auf die Leihgabe angesprochen, reagieren die Erkrankten oft überrascht bis empört und behaupten, ihre Schulden doch längst beglichen zu haben. In leichteren Fällen der Schnorritis kommen sie ihren Verpflichtungen allerdings noch weitestgehend nach. Dafür leihen sie sich die entsprechenden Beträge oder Gegenstände einfach von anderen Kollegen.

Umgang mit den Erkrankten:
Im frühen Christentum galt »Almosen geben« als Werk der Gerechtigkeit. Heute hingegen ist es reine Dummheit – zumindest, wenn es um die an dieser Bürokrankheit lei(h)denden Menschen geht. Sollten Sie sich dennoch dazu breitschlagen lassen, den betroffenen Kollegen aus der Patsche zu helfen, lassen Sie sich den Empfang unter Zeugen quittieren, und verlangen Sie Sicherheiten.

Verwandte Krankheiten:
Kleptomanie, Raupe-Nimmersatt-Syndrom

Behandlungsmöglichkeit:
Zinsen

SCHÖNREDEREI

(lat. morbus optimismus)

Beschreibung:
Schwere Form der Realitätsverzerrung; äußert sich durch maßlose Zuversicht und unangebrachte Gelassenheit.

Symptome:
Tiefrote Zahlen sind für sie »kein Grund zur Besorgnis«, drohende Umstrukturierungsmaßnahmen »eine Chance« und fehlende Worte der Wertschätzung mit Sicherheit nur »ein Zeichen der Überarbeitung« ihrer Vorgesetzten – der Optimismus der Erkrankten ist wahrlich durch nichts zu erschüttern!
Im Büroalltag fallen die betroffenen Kollegen oft durch ihre Begeisterungsfähigkeit für irrwitzige Projekte oder schwachsinnige Ideen auf. Wenn man etwas wirklich will, so ihr Credo, kann man es auch erreichen – selbst wenn man dafür die Gravitationskräfte aufheben, Elvis wiederbeleben oder kurzfristig das Beamen erfinden müsste.
Geht das Vorhaben wider Erwarten trotzdem in die Hose, ist es kein allzu großer Beinbruch. Schließlich ist jeder Misserfolg zugleich die Chance, es beim nächsten Mal besser zu machen.
Abgesehen davon gehen die Schönredner ihren Mitmenschen regelmäßig mit schlauen Sprüchen von Konfuzius (»Der Weg ist das Ziel«), Winston Churchill (»Was zählt, ist der Mut weiterzumachen«) und Buddha (»Wer überlegt, kann verbessern«) auf den Geist.
Im Endstadium der Krankheit sind die Betroffenen von dem, was sie sagen, tatsächlich felsenfest überzeugt.

Verwandte Krankheiten:
Floskelie, Papiertigerei, Win-win-Syndrom

Behandlungsmöglichkeit:
Wachrütteln

SEMINARITIS

(engl. coaching disease)

Beschreibung:

Pathologische, als »Wissensdurst« getarnte Erlebnissucht

Symptome:

Der Berufsalltag ist für die an Seminaritis erkrankten Kollegen eine triste und langweilige Angelegenheit. Deshalb packen sie nahezu jede Gelegenheit am Schopf, um aus der Büro-Einöde zu entfliehen und den ohnehin viel zu knapp bemessenen Jahresurlaub um ein paar zusätzliche Tage zu verlängern – zum Beispiel durch den Besuch einer qualifizierten Fortbildungsveranstaltung auf Firmenkosten.

Bevorzugt buchen die Erkrankten mehrtägige Seminare in attraktiven Metropolen, wohingegen die Inhalte der Schulungen kaum eine Rolle spielen. So kann es durchaus vorkommen, dass man in einem Seminar zum Thema »Frauenförderung in der Personalentwicklung« männliche Buchhalter kennenlernt oder bei der Fortbildung »Sekretariat und Assistenz in der Telekommunikationsbranche« auf Sachbearbeiter aus der Textilindustrie trifft. Hauptsache, das Hotel ist schön und das Abendprogramm stimmt.

Kehren die Erkrankten nach Seminarende wieder ins Büro zurück, fallen sie meist in ein tiefes Loch. Um ihre Laune wieder nach oben zu treiben, buchen sie sofort die nächste Schulung.

Wirtschaftliche Bedeutung:

Im Jahr 2005 nahmen laut einer Erhebung des Statistischen Bundesamts etwa 21 % aller Beschäftigten in Deutschland an (mindestens) einer sogenannten »Lehrveranstaltung zur beruflichen Weiterbildung« teil. Absolut gesehen also weit über fünf Millionen Menschen – Tendenz steigend!

Immer mehr skrupellose Unternehmen machen sich diese lukrative Büroerkrankung deshalb zunutze und bieten zunehmend sinnlose Veranstaltungen zu absoluten Fantasiepreisen an. Das Geschäft mit der Sucht floriert ...

Verwandte Krankheiten:
Eventismus

Behandlungsmöglichkeit:
Seminar: »Wege aus der Seminaritis – Therapieformen und Behandlungskonzepte«
Veranstaltungsort: Hotel Bayrischer Hof, München
Kosten: 5 699 Euro pro Teilnehmer (zzgl. Übernachtung)
Frühbucher bekommen 3 % Rabatt (wird bei Buchung einer Folgeschulung verrechnet)

SICK-OFF-MEETING

(lat. tempoperditis, dt. Zeitverschwendung)

Beschreibung:
Unfähigkeit von Projektmanagern, Auftaktsitzungen für neue Projekte halbwegs strukturiert zu gestalten; häufig einhergehend mit defektem Besprechungsequipment

Krankheitsverlauf:
10:00 Uhr: Der Projektleiter begrüßt die Anwesenden und bittet bis zur Behebung diverser technischer Probleme (fehlendes Netzwerkkabel, streikender Beamer) noch um ein wenig Geduld.
10:09 Uhr: Laptop ist vernetzt, der Beamer meldet sich mit »No signal« zu Wort. Immerhin.
10:10 Uhr: Beginn der obligatorischen Vorstellungsrunde.
10:17 Uhr: Vorstellungsrunde bringt keine neuen Erkenntnisse – die Kollegen heißen immer noch gleich. Auch die Än-

derungen bezüglich der jeweiligen Aufgabengebiete halten sich im überschaubaren Rahmen.
10:18 Uhr: In einer flammenden Blut-Schweiß-und-Tränen-Rede hebt der Projektleiter die immense strategische Bedeutung des Projekts für die Zukunft des Unternehmens sowie den Weltfrieden hervor. Er fordert alle Anwesenden auf, seinem Beispiel zu folgen und sich fortan zu mindestens 200 % für das Projekt zu engagieren.
10:21 Uhr: Der Projektleiter kündigt an, das Sick-Off-Meeting aufgrund eines dringlicheren Termins vorzeitig verlassen zu müssen.
10:22 Uhr: Die Vize-Projektleitung übernimmt das Kommando und holt zu ein paar einführenden Worten aus.
10:24 Uhr: Neues vom Beamer: Das Wunderwerk der Technik projiziert »Going to sleep« an die Wand. Mehrere Besprechungsteilnehmer kommen dieser Aufforderung umgehend nach.
10:29 Uhr: Rückfrage aus dem Publikum, worum es in besagtem Projekt überhaupt geht. Der stellvertretende Projektleiter zuckt mit den Schultern und kündigt an, derartige Details im Rahmen kommender Besprechungen gemeinsam mit den Anwesenden erarbeiten zu wollen.
10:30 Uhr – 10:45 Uhr: Kaffeepause.
10:46 Uhr: Herr Müller aus dem Vertrieb erzählt eine lustige Geschichte aus seinem Thailandurlaub. Es geht um Elefanten.
10:55 Uhr: Spontaner Jubel im Sitzungszimmer: Der Beamer wirft ein unscharfes »Herzlich willkommen!« auf das weiß gestrichene Gemäuer.
10:59 Uhr: Die Vize-Projektleitung erklärt das Sick-Off-Meeting für beendet und zeigt sich positiv überrascht, wie weit man doch bereits gekommen sei.

Verwandte Krankheiten:
Klopfweh, Projektitis, Technische Legasthenie

Behandlungsmöglichkeit:
Effizientes Projektmanagement

● ●

SINGZWANG

(lat. trallalose generalis, dt. Troubadix-Syndrom)

Beschreibung:
Krankhafter Tick, die angestaute Langeweile im Büro durch lautstarkes Vortragen eines Liedes abzulassen

Verbreitung:
Tritt regelmäßig in Kombination mit angeborener Unmusikalität und mangelndem Taktgefühl auf.

Erscheinungsformen:
Leichte Form: Aktuelle Charts
Mittlere Form: Der beste Musikmix aus den Siebziger-, Achtziger- und Neunzigerjahren
Schwere Form: Deutscher Schlager und Volksmusik
Endstadium: »Danke für meine Arbeitsstelle; danke für jedes kleine Glück. Danke für alles Frohe, Helle und für die Musik …«

Ansteckungsgefahr:
Hoch! Insbesondere Kollegen, die mit den Erkrankten das Büro teilen müssen, sind einer extremen Infektionsgefahr ausgesetzt. Das angestimmte Musikstück (medizinisch »Ohrwurm« genannt) bohrt sich dabei tief ins Unterbewusstsein der frisch infizierten Kollegen und verlässt deren Sprach- bzw. Singorgan zu den unpassendsten Zeitpunkten und ohne dass sie es überhaupt bemerken.
Nach Feierabend kommt es infolgedessen regelmäßig zu Konflikten im privaten Umfeld. In schwerwiegenden Fällen

(zum Beispiel bei fragwürdigen Interpretationen von Howard-Carpendale-Songs) droht die komplette soziale Isolation.

Präventionsmaßnahmen:
Ohropax

Nicht zu verwechseln mit:
Fäulnis (innere)

Behandlungsmöglichkeit:
Knebel

SOMNUS INTERRUPTUS

(span. siesta terminada)

Beschreibung:
Durch Schwerkraft hervorgerufene Zwangsunterbrechung des Büroschlafs

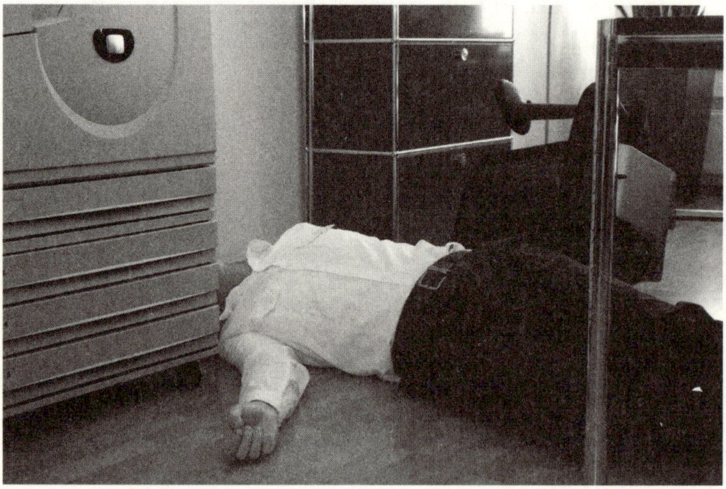

S

Verlauf:
Schnarch. Bumm. Aua.

Symptome:
Hämatome, Gehirnerschütterungen, Prellungen, Knochenbrüche

Rechtliche Beurteilung:
»Wer während der Arbeit einschläft, vom Bürostuhl fällt und sich dabei verletzt, hat dann einen Arbeitsunfall erlitten, wenn er infolge betrieblicher Überarbeitung vom Schlaf übermannt worden ist.« (Sozialgericht Dortmund, Urteil vom 22.09.1998, AZ: S 36 U 294/97)

Behandlungsmöglichkeit:
Bei leichter Ausprägung der Krankheit hilft meist entsprechende Schutzkleidung (zum Beispiel ein handelsüblicher Motorradhelm). In schwerwiegenden Fällen empfiehlt es sich, das Büro mit Schaumstoff auszupolstern.

SPANNDEMIE

(lat. oculose primitivum)

Beschreibung:
Unsitte, bestimmte Körperstellen ausgewählter Kollegen und Kolleginnen intensiver zu betrachten, als es für das berufliche Miteinander notwendig wäre; oft auf Fluren oder in Aufzügen

Erscheinungsformen:
Normale Form: fokussierter Blick, leicht erhöhter Speichelfluss
Besorgniserregende Form: Augenzwinkern, sabbern, Pfeifgeräusche oder anzügliche Bemerkungen

Verbreitung:
Lange Zeit gingen Experten davon aus, dass dieses bösartige Bürovirus ausschließlich Männer befällt. Das ist selbstverständlich Unsinn! Der große Unterschied besteht lediglich darin, dass sich Frauen beim Ausleben der Krankheit bei Weitem nicht so doof und auffällig anstellen wie ihre männlichen Pendants.

Verwandte Krankheiten:
Garderobenschwäche, Touchspleen

Behandlungsmöglichkeit:
Contenance und Niveau. Gibt's beides rezeptfrei – garantiert ohne Risiken und Nebenwirkungen.

SPARWITZISMUS

(lat. pecuniose knappsus, dt. [vulg.] Schäuble'sche Krankheit)

Beschreibung:
Krankhafter Humor vieler Topmanager; äußert sich durch irrwitzige, leider aber in der Regel ernst gemeinte Ideen, die angespannte finanzielle Situation des Unternehmens zu verbessern.

S

Symptome:
Von: CEO
An: Alle Mitarbeiter

Betreff: Die Lage ist ernst!

Liebe Mitarbeiterinnen und Mitarbeiter,
unser Kostensenkungsprogramm »Kasse leer« schreitet mit großen Schritten voran! Nachdem vor wenigen Wochen Sitzungskekse und

Besprechungskaffee ersatzlos gestrichen wurden, konnten bereits Sparpotenziale im hohen zweistelligen Bereich realisiert werden! Auch die Umstellung von normalem Kopier- auf Butterbrotpapier kann als voller Erfolg gewertet werden – sieht man einmal von dem etwas verschwommenen Druckbild ab. Dies könnte allerdings auch mit der neuen, aus Blumenerde und Wasser kostengünstig selbst hergestellten Naturtinte zusammenhängen.
Um den eingeschlagenen Weg konsequent weiterzuverfolgen (und damit eventuell Ihren Arbeitsplatz zu retten), hat der Vorstand des Weiteren beschlossen, die Büroräume ab sofort an Fremdfirmen unterzuvermieten und die Schreibtische der eigenen Belegschaft auf den umliegenden Gängen zu platzieren.
Alternativ bieten wir Ihnen selbstverständlich die Möglichkeit an, Ihre bisherigen Büros zum Preis von 38,75 Euro je Quadratmeter (kalt) selbst anzumieten. Den entsprechenden Betrag ziehen wir dann – ganz einfach und bequem – von Ihrem monatlichen Nettogehalt ab. Wenden Sie sich bei Interesse vertrauensvoll an das Gebäudemanagement. Der Vorstand sowie alle Führungskräfte sind von dieser Regelung natürlich ausgenommen. Schließlich sollte pro Bereich mindestens ein Mitarbeiter vernünftig arbeiten können.
Danke für Ihr Verständnis und Ihre Bereitschaft, kräftig zu sparen. Immerhin sind Sie unser größtes Kapital. Leider jedoch auch unser teuerstes – aber darum kümmern wir uns das nächste Mal.

Herzlichst,
Ihr Vorstandsvorsitzender

PS: Falls Sie morgen in der Presse etwas von einer angeblichen Erhöhung unserer Vorstandstantiemen lesen sollten: Alles nur Gerüchte! Zumindest fast.

Verwandte Krankheiten:
Motivationsneurose

Behandlungsmöglichkeit:
In der Zeit sparen – und nicht erst an den falschen Stellen in der Not!

SPASSNEUROSE

(lat. neurositis gaudii, dt. Pocher-Barth-Syndrom)

Beschreibung:
Fehleinschätzung, der mit Abstand witzigste Mensch im Unternehmen zu sein

Krankheitsverlauf:
08:55 Uhr: Auf dem Weg von der Tiefgarage zum Aufzug klappt der Erkrankte an willkürlich ausgewählten Fahrzeugen die Scheibenwischer nach oben.
08:59 Uhr: Der Spaßneurotiker begrüßt seine Kollegen mit einem Witz: »Was macht ein Clown im Büro? Faxen!«
09:00 Uhr: Eine erneute Erklärung der Pointe verfehlt die gewünschte Wirkung. Der Erzähler selbst biegt sich vor Lachen; die Kollegen stehen konsterniert daneben.
10:13 Uhr: In einem unbeobachteten Moment macht sich der Erkrankte am Rechner des Mitarbeiters Schmidtbauer zu schaffen. Er öffnet in dessen Outlook die Autokorrektur und lässt »Sehr geehrter Herr Vorstandsvorsitzender« fortan durch »Na, du alte Flachpfeife!« ersetzen. Anschließend bringt er am Monitor noch einen Klebezettel an: »Bitte Präsentation von gestern an den Oberoberboss schicken. WICHTIG!!!«
12:00 Uhr: Der Erkrankte ordert in der Kantine lautstark eine Flasche Pommes. Niemand lacht.
14:23 Uhr: Kollege Schmidtbauer teilt per Rundmail mit, dass ihm soeben mit sofortiger Wirkung gekündigt wurde. Der Spaßneurotiker antwortet mit einem weiteren Witz: »Kommt

ein Mann zum Arbeitsamt: ›Ich habe eine Frau und sechzehn Kinder‹ – ›Und was können Sie noch?‹«
13:47 Uhr: Der Sitzplatz von Frau Mayer wird mit einem Furzkissen präpariert. Zusätzlich klebt der Büroschalk die Leuchtdiode ihrer Maus mit einem Stück Papier ab.
15:11 Uhr: Wüste Beschimpfungen durch Schmidtbauer und Mayer. Dass die Menschen heutzutage überhaupt keinen Spaß mehr verstehen …
16:09 Uhr: Beim Besuch in der Kaffeeküche werden Salz- und Zuckerstreuer vertauscht.
17:22 Uhr: Der Erkrankte entschwindet gut gelaunt in den Feierabend. Für den Weg in die Tiefgarage benutzt er die Treppe und drückt zur letzten allgemeinen Belustigung des Tages auf jeder Etage den Aufzugknopf.

Verwandte Krankheiten:
Dönekenie, Floskelie

Behandlungsmöglichkeit:
Apropos »Heilung« – kennen Sie den? Kommt ein Mann zum Arzt …

• •

SPEISEPLANLOSIGKEIT

(lat. culinaria maligna, fr. cuisine decréative)

S

Beschreibung:
Zweifelhaftes Talent des Kantinenpersonals, sich immer wieder neue Synonyme für »Geschmackloses Zeug mit Soße« auszudenken

Krankheitsverlauf:
Montag: Maruffelgnutsche mit Gnießknörzelchen in Schmagauken-Limetten-Jus [1,2,3]

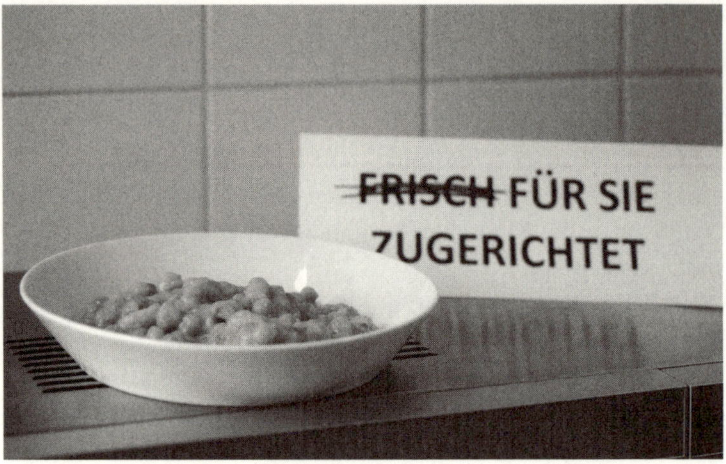

Dienstag: Südwestmallorquinisches Rindschweinsobet an moränierten Pomadensaraffeln [1,2,3]
Mittwoch: Fourbi insipide avec sauce immangeable [1,2,3]
Donnerstag: Rüftensüppchen mit Brechweizeneinlage (Kammerjäger Art) [1,2,3]
Freitag: Mortadolloni con gurro e salvia all'aroma di pietra gabinetto [1,2,3]

Verwandte Krankheiten:
Leimzunge

S

Behandlungsmöglichkeit:
Butterstulle [4]

[1] enthält Geschmacksverstärker
[2] frei von Vitaminen und Nährstoffen
[3] schmeckt nicht
[4] mit Liebe gemacht

SPÜLMASCHINENPHOBIE

(gr. phobos domestos, span. machismo)

Beschreibung:

Wahnvorstellung, ausschließlich andere Kollegen wären für das Be- und Entladen der Spülmaschine in der Kaffeeküche zuständig

Symptome:

Nicht selten umschleicht die Erkrankten der böse Verdacht, die Spülmaschine könnte sie beim Öffnen versehentlich verschlingen oder in ein Paralleluniversum katapultieren, in dem die Kollegen noch gemeiner, die Vorgesetzten noch inkompetenter und die Berge aus dreckigem Geschirr in der Kaffeeküche noch höher sind. Deshalb stellen sie ihre Tassen, Gläser und Teller lieber daneben (bzw. darauf) und hoffen, dass sich ein anderer (bzw. eine andere) für das Wohl der allgemeinen Sauberkeit aufopfern wird.

Für gewöhnlich entpuppen sich die (hauptsächlich männlichen) Erkrankten dabei als Anhänger des traditionellen Rollenbilds der Geschlechter: Während sich die Frau um sämtliche Angelegenheiten kümmert, die im weitesten Sinne mit dem Thema

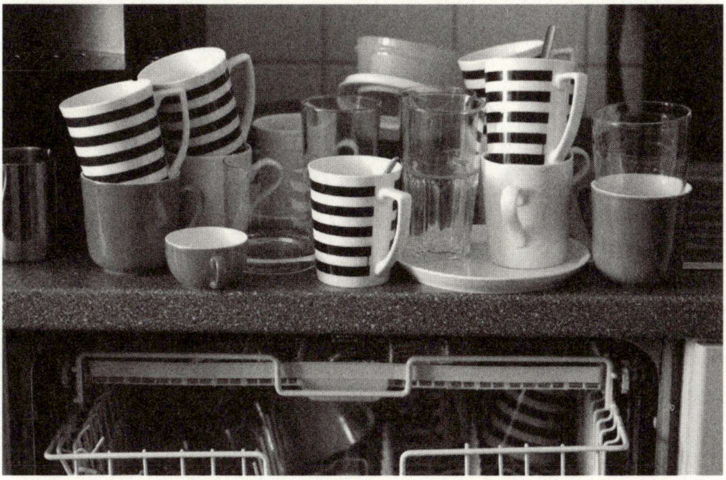

S

Küche zu tun haben, beschäftigt sich der Mann vorzugsweise mit seiner Werkzeugkiste oder der nagelneuen Hilti; blöd, dass sich die verkrusteten Kaffeereste in den unzähligen Tassen nicht abschrauben oder wegbohren lassen …

Verwandte Krankheiten:
Die Spülmaschinenphobie gilt mitunter als Vorstufe der *Geschirramnesie* bzw. bei fortgeschrittener Geschirramnesie als erstes Anzeichen für ein Abklingen der Krankheit.

Behandlungsmöglichkeit:
Klappe auf, Zeug rein (oder raus), Klappe zu. Weitere Informationen entnehmen Sie bitte der Bedienungsanleitung Ihrer Geschirrspülmaschine.

STURLAUB

(lat. stupiditose vacatio)

Beschreibung:
Unvermögen, den arbeitsvertraglich festgelegten Urlaub auch tatsächlich in Anspruch zu nehmen

Symptome:
Auffälligstes Merkmal der Erkrankten ist das permanente Prahlen mit der Anzahl ihrer noch verbleibenden Resturlaubstage. Diese bewegt sich für gewöhnlich irgendwo zwischen dreißig in der ersten bzw. achtundzwanzig in der zweiten Jahreshälfte. Dass sie ihre Urlaubsansprüche regelmäßig nahezu ungenutzt verfallen oder ausbezahlen lassen, hat indes unterschiedliche Gründe. Während einige Sturlauber befürchten, dass die Inanspruchnahme freier Tage von ihren Vorgesetzten als Zeichen von Arbeitsscheu interpretiert werden könnte, ist es anderen ziemlich zuwider, jenseits des Wochenendes oder der alljähr-

lichen Grippe länger als zwölf Stunden am Stück mit dem (bzw. der) dauernörgelnden »Liebsten« zuhause verbringen zu müssen.
Ab und zu haben die erkrankten Kollegen aber auch einfach nur keine Lust, sich jedes Mal aufs Neue darüber aufzuregen, dass sich – trotz offizieller Vertreterregelungen – kein Schwein um ihre Themen kümmert und sie somit volle sechs Wochen damit beschäftigt sind, die Berge von Arbeit abzuarbeiten, die sich während ihres vierzehntägigen »Erholungsurlaubs« auf Gran Canaria angehäuft haben.
Entgegen ihrer eigenen Wahrnehmung arbeiten die Betroffenen in Summe jedoch kein bisschen mehr – die To-Dos werden lediglich über einen längeren Zeitraum verteilt.

Umgang mit den Erkrankten:
Müde belächeln

Verwandte Krankheiten:
Überstundung, Vertreterie

Behandlungsmöglichkeit:
Freunde und Hobbys suchen

TASSENDIEBEREI

(gr. mopsiasis pottaris)

Beschreibung:
Unvermögen, die privaten Kaffee- oder Teetassen anderer Kollegen unangerührt im Schrank stehen zu lassen

Ansteckungsgefahr:
Extrem hoch!

Symptome:
Der Tassendieb ist ein von Neid getriebener Mensch: Die Kirschen in Nachbars Garten schmecken grundsätzlich süßer, das Gras auf der anderen Seite des Zauns ist grüner, und keine Bürotasse vermag der eigenen in Sachen Hässlichkeit auch nur annährend das Wasser zu reichen.
Deshalb vergreift sich der Erkrankte gerne am Trink-Equipment seiner Kollegen – schließlich kommt es eindeutig cooler, mit einem »Büro ist Krieg«-Becher durch die Gänge zu laufen statt mit dem geblümten Gefäß, dass die Schwiegermutter einst im Rahmen ihres Serviettentechnik-Kurses für ihn gestaltete.

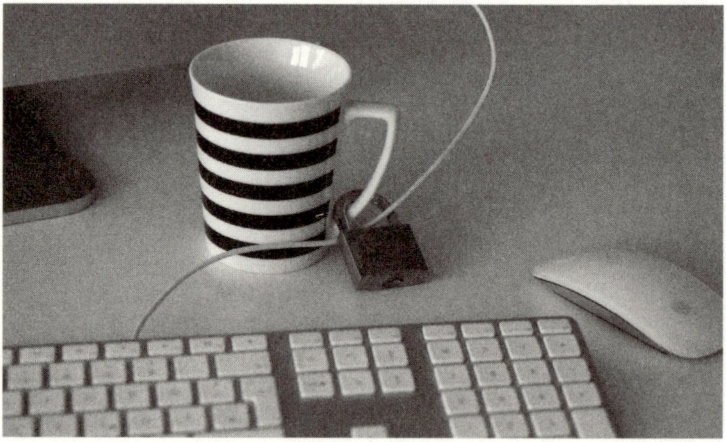

T

Das Problem an der Sache: Der bis dato gesunde und zufriedene (Ex-)Besitzer des »Büro ist Krieg«-Kaffeebechers krallt sich in seiner Verärgerung über den dreisten Tassendiebstahl wahllos ein anderes privates Trinkbehältnis, dessen Eigentümer wiederum dasselbe tut – ein fataler Teufelskreis mit gravierenden Folgen.
Statistisch gesehen kommt ein Angestellter in einem Unternehmen mit tausend Mitarbeitern somit lediglich alle 4,34 Jahre in den Genuss, seinen Kaffee aus der eigenen Tasse schlürfen zu dürfen. Die restlichen Arbeitstage werden hingegen mit Schlumpf-Bechern, FC-Bayern-Behältnissen, Prinzessin-Lillifee-Porzellan oder Blümchentassen versaut.
Büro ist eben doch nicht immer nur Krieg – ab und an kommt leider auch ein wenig Serviettentechnik hinzu.

Folgeerscheinungen:
Mitunter führt die Tassendieberei bei anderen Kollegen zu forensischen Zwangshandlungen wie der Fahndung nach der eigenen Tasse via Rundmail oder persönlich durchgeführten Bürodurchsuchungen (ggf. unter Androhung von Gewalt).

Verwandte Krankheiten:
Geschirramnesie, Kleptomanie, Spülmaschinenphobie

Behandlungsmöglichkeit:
Verwendung der in schlichtem Weiß gehaltenen Betriebstassen (das sind die, die man im Schrank meist nicht erkennt, weil sie mit anderem Kram – wie beispielsweise den privaten Trinkgefäßen – zugestellt sind)

TASTENNEUROSE

(lat. capsopenie)

Beschreibung:

Innerer Zwang, mit möglichst wenig Tasten auf der Tastatur in Berührung zu kommen; häufig einhergehend mit der Wahnvorstellung, dass die Nichtbeachtung von grammatikalischen und zwischenmenschlichen Regeln vom jeweiligen Gegenüber mit der Dringlichkeit des Anliegens assoziiert wird

Diagnose:

Die Krankheit wird hauptsächlich per E-Mail offenkundig. In Einzelfällen lässt sie sich allerdings auch mithilfe von Memos, Kurznachrichten oder Briefen diagnostizieren.

Verlauf:

Leichte Ausprägung: »hallo sabine, ines hat mir erzählt, sie hätte von birgit gehört, dass du thomas gesagt hättest, ich wäre eine verlogene schlange. wir beide sollten uns dringend mal unterhalten! gruss, bärbel«

Mittlere Ausprägung: »hi i wir müssen reden jetzt b«

Schwere Ausprägung: »schnepfe«

Verwandte Krankheiten:

AKW – Abkürzungswahn

Behandlungsmöglichkeit:

In harmloseren Fällen kann es bereits ausreichen, sich beim Erkrankten besorgt nach dem aktuellen Zustand seiner Tastatur zu erkundigen. Für Erkrankte im fortgeschrittenen Stadium bieten Volkshochschulen mittlerweile Kurse wie »Großschreibung und Interpunktion tun auch dir nicht weh« oder »Umgangsformen für Vollpfosten« an.

TECHNISCHE LEGASTHENIE

(dt. [vulg.] Beamtenkrankheit)

Beschreibung:
Schwerwiegende Störung beim Erwerb von technischem Grundverständnis, oft in Kombination mit mangelnder Lernbereitschaft und akuter Beratungsresistenz

Symptome:
Den Großteil ihrer Arbeitszeit verbringen die Erkrankten mit Anrufen bei der technischen Hotline oder damit, ihre Kollegen »ganz kurz zu stören«. Die Gründe hierfür sind mannigfaltig: Mal ist es ein offensichtlich vergessenes Passwort, mal ein Problem mit dem Diensthandy, und dann funktioniert wieder eine Software nicht so, wie sie es sich wünschen.
Typisch für dieses Krankheitsbild ist, dass die Betroffenen grundsätzlich nichts dafür können, dass sie ihr Passwort verschusselt haben, den Anschaltknopf am Handy nicht finden oder wieder einmal versuchen, mit PowerPoint ins Internet zu kommen. Schuld ist immer die Technik – oder der Kollege, der ihnen gerade helfen möchte.
Die Unbeliebtheit der Betroffenen bei den anderen Mitarbeitern (bzw. den Kollegen aus der technischen Hotline) resultiert jedoch nicht nur aus ihrem zweifelhaften Talent, immer wieder neue »Fehler« zu produzieren – hinzu kommt meist auch noch, dass sie es nicht für nötig halten, die jeweiligen Lösungswege im Gehirn abzuspeichern oder aufzuschreiben. Mitunter stellen sie dieselben Fragen im wöchentlichen Rhythmus wieder und wieder und wieder …
In besonders hartnäckigen Fällen der technischen Legasthenie zweifeln die Erkrankten daran, dass die Lösung des Experten richtig ist, und machen es aus Prinzip komplett anders, was meistens zu neuen, weitaus schlimmeren Problemen führt.

Verwandte Krankheiten:
Büronostalgie, Exkulpie, Pfusch

Behandlungsmöglichkeit:
Finger weg von allem, was einen Stecker oder Batterien hat!

TEMPERATURDEFEKT TYP A

(lat. gluciose)

Beschreibung:
Angeborene, extrem ausgeprägte Kälteunempfindlichkeit

Verbreitung
Tritt oft in Verbindung mit Frischluftsucht auf.

Krankheitsverlauf:
07:36 Uhr: Der Erkrankte betritt als Erster das Zweierbüro. Er dreht die wohl versehentlich angelassene Heizung ab, öffnet das Fenster und atmet tief ein. Herrlich, diese Winterluft!
07:42 Uhr: Der Typ-A-Infizierte macht sich auf den Weg in die Kaffeeküche. Es folgen eine ausgedehnte Zigarettenpause auf der Dachterrasse sowie der obligatorische Gang zur Toilette.
08:26 Uhr: Rückkehr an den Arbeitsplatz. Auf der Schreibtischoberfläche haben sich mittlerweile Eiskristalle gebildet, die Büropflanzen lassen die Blätter hängen.
08:28 Uhr: Der Versuch, einen Schluck aus der mitgebrachten Mineralwasserflasche zu trinken, wird zum Fiasko: Beim Öffnen friert der Inhalt plötzlich von unten nach oben ein. Flaschen sind auch nicht mehr das, was sie mal waren.
08:32 Uhr: Der Erkrankte entledigt sich seines Pullovers. Ein T-Shirt reicht bei diesen tropischen Temperaturen völlig aus. Das Fenster bleibt geöffnet.

08:36 Uhr: Erste Schweißperlen frieren an der Stirn des Betroffenen fest.
08:42 Uhr: Ein kurzer Gang auf die Toilette soll für neue Frische sorgen. Der Erkrankte benetzt sein verschwitztes Gesicht mit kaltem Wasser.
08:44 Uhr: Hitzebedingte Fata Morgana bei der Rückkehr: Im Büro steht ein grimmig knurrender Eisbär, das Fenster ist geschlossen.
08:45 Uhr: Der Irrtum klärt sich auf. Beim vermeintlichen Eisbären handelt es sich um die Büromitbewohnerin des Erkrankten in ihrer neuen weißen Winterjacke.
08:46 Uhr: Man einigt sich missmutig auf sporadisches Stoßlüften.
10:52 Uhr: Die Kollegin merkt kritisch an, dass »alle zehn Minuten« nicht ihrer Definition von »sporadisch« entspräche und Stoßlüften ihres Wissens keine neun Minuten dauere.
10:53–17:12 Uhr: Die Stimmung bleibt trotz aufgedrehter Heizung frostig. Der Erkrankte sitzt in Unterhosen an seinem Schreibtisch und schwitzt.
17:12 Uhr: Aufgrund ihrer Frostbeulen beschließt die Kollegin, den Feierabend heute etwas früher einzuläuten. Der Abschied erfolgt grußlos.
17:49 Uhr: Der Erkrankte geht ebenfalls nach Hause. Das Fenster bleibt geöffnet.

Verwandte Krankheiten:
Temperaturdefekt Typ B

Behandlungsmöglichkeit:
Versetzung in die Zweigstelle Nowosibirsk

TEMPERATURDEFEKT TYP B

(lat. saunitose)

Beschreibung:

Angeborene, extrem ausgeprägte Hitzeresistenz

Verbreitung:

Tritt oft in Verbindung mit Frischluftphobie auf.

Krankheitsverlauf:

07:48 Uhr: Der Erkrankte betritt als Erster das Zweierbüro. Er schließt das wohl versehentlich über Nacht offen gelassene Fenster und dreht die Heizung auf Maximum.

07:59 Uhr: Ein kurzer Gang auf die Toilette, um die eiskalten Hände unter warmem Wasser aufzuwärmen.

08:01 Uhr: Rückkehr an den Arbeitsplatz. Auf der Schreibtischoberfläche hat sich mittlerweile Kondenswasser gebildet, die Büropflanzen gedeihen aufgrund der subtropischen Bedingungen prächtig.

08:17 Uhr: Der Typ-B-Infizierte streift sich seine Jacke über. Was für eine Eiseskälte – und das mitten im Juli.

08:26 Uhr: Beim Versuch, einen Schluck aus der mitgebrachten Mineralwasserflasche zu trinken, verbrennt sich der Erkrankte die Lippen. Ein angenehmes Gefühl …

08:45 Uhr: An den Händen bilden sich erste Frostbeulen. Es folgt ein weiterer Gang auf die Toilette.

08:49 Uhr: Kältebedingte Halluzinationen bei der Rückkehr: Im Büro steht Pamela Anderson im Badeanzug. Die Heizung ist aus, das Fenster geöffnet.

08:45 Uhr: Der Irrtum klärt sich auf: Bei der vermeintlichen Pamela Anderson handelt es sich um die Büromitbewohnerin des Erkrankten in ihrer neuen roten Unterwäsche.

12:03 Uhr: Mail aus dem Facility Management. Betreff: »Weshalb Heizen bei Außentemperaturen von über 20 °C keine allzu gute Idee ist«

12:53 Uhr: Mehrere spärlich bekleidete und lediglich mit Saunatüchern bekleidete Mitarbeiter betreten das Büro, während die Kollegin von gegenüber einen Aufguss vorbereitet. Der Typ-B-Infizierte bindet sich einen Schal um und zieht seine Handschuhe an.
13:09 Uhr: Durch den heißen Wasserdampf wird versehentlich die Sprinkleranlage ausgelöst. Der damit einhergehende Feuerwehreinsatz sorgt auf dem gesamten Gang für großes Hallo.
13:15 Uhr: Das unter Wasser stehende Stockwerk wird von den Kollegen kurzerhand zum Schwimmbad umfunktioniert.
13:22 Uhr: Der Erkrankte wird mit Unterkühlungssymptomen ins Krankenhaus eingeliefert. Die Mediziner stehen vor einem Rätsel.

Verwandte Krankheiten:
Temperaturdefekt Typ A

Behandlungsmöglichkeit:
Umschulung zum Stahlkocher

TOILETTE-SYNDROM

(lat. latrinose occupata)

Beschreibung:
Dauerhaftes Besetzen gemeinschaftlich genutzter Anlagen zur Verrichtung menschlicher Notdürfte, oftmals in Verbindung mit dem intensiven Studium von fachfremdem Lesematerial oder sinnlosem Herumdaddeln auf dem Firmen-Smartphone

Verbreitung:
Zu 98,7 % handelt es sich bei den Erkrankten um Mitarbeiter des männlichen Geschlechts.

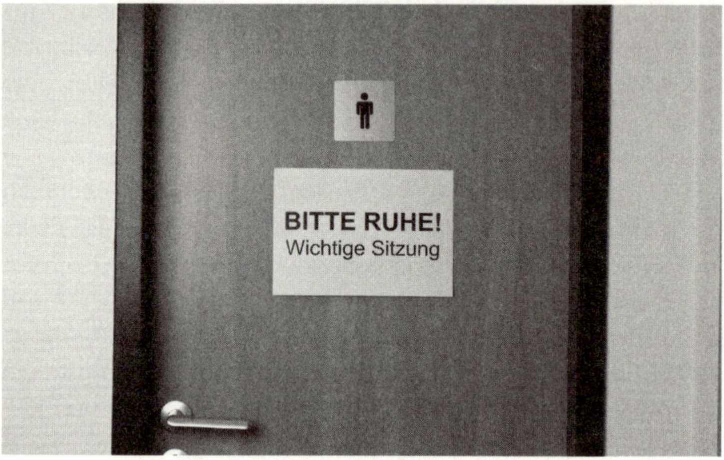

Rechtliche Beurteilung:

Häufige und intensive Toilettenbesuche rechtfertigen keine Gehaltskürzung. Dies hat das Arbeitsgericht Köln in einem Urteil vom 21.01.2010 entschieden (AZ: 6 Ca 3846/09). Im vorliegenden Fall hatte der betreffende Mitarbeiter im Schnitt rund 0,5 Stunden pro Arbeitstag (also stramme zehn Stunden im Monat) auf der Toilette verbracht.

Ähnlich sieht es das Arbeitsgericht Paderborn: »Das Aufsuchen einer Toilette während der Arbeitszeit – ggf. auch für einen längeren Zeitraum – stellt keine arbeitsvertragliche Pflichtverletzung dar und vermag daher keine verhaltensbedingte Kündigung zu rechtfertigen.« (Urteil vom 21.07.2010, AZ: 2 Ca 423/10)

T

Allerdings ist innerhalb der betrieblichen Notdurftverrichtungsanstalten extreme Vorsicht angesagt! Nach höchstrichterlicher Rechtsprechung ist nämlich »davon auszugehen, dass ein Unfallversicherungsschutz während des Aufenthalts in der Toilette – Verrichtung der Notdurft – nicht besteht. Lediglich auf den Wegen zu einem Ort auf der Betriebsstätte selbst, an dem die Notdurft verrichten werden soll, hat die Rechtsprechung Versicherungsschutz angenommen, weil ein Versicher-

ter durch die Anwesenheit auf der Betriebsstätte gezwungen ist, seine Notdurft an einem anderen Ort zu verrichten, als er dies von seinem häuslichen Bereich aus getan haben würde. (…) Auch das weitere Argument der Klägerin, bei dem Aufsuchen der Toilette – Verrichten der Notdurft – habe es sich nur um eine zeitlich ganz kurze, in die betriebliche Tätigkeit eingeschobene Verrichtung gehandelt, sodass die betriebliche Tätigkeit nicht unterbrochen worden sei, kann zu keinem anderen Ergebnis führen. Denn nach der oben genannten Rechtsprechung zum Thema ›Aufsuchen der Toilette‹ wird ja gerade davon ausgegangen, dass der innere Zusammenhang mit der betrieblichen Tätigkeit während des Aufenthalts auf der Toilette zum Verrichten der Notdurft nicht besteht.« (Bayerisches Landessozialgericht, Urteil vom 06.05.2003, AZ L 3 U 323/01)
Soll einer behaupten, die deutschen Arbeits- und Sozialgerichte würden sich lediglich mit banalem Sch… – Verrichten der Notdurft – beschäftigen.

Verwandte Krankheiten:
Kantinenbruch, Klobürstenphobie

Behandlungsmöglichkeit:
Bananen, Cola, Salzstangen

TONERHUSTEN

(gr. kartuschitis catarrhalis)

Beschreibung:
Druckvolles Abhusten am Arbeitsplatz

Symptome:
Kaum sind die betroffenen Kollegen wieder aus der Zigarettenpause zurück, geht das wilde Gehuste auch schon los. Da eben

T

im Raucherzimmer noch alles in Ordnung war, ist die Ursache schnell gefunden: schädliche Partikel aus der Tonerkartusche des Farblaserdruckers! Die Tatsache, dass der nächste Drucker drei Büros entfernt steht, spielt dabei keine Rolle – schließlich sind die bösen Toner-Partikel so klein, dass sie bestimmt auch problemlos durch Wände hindurchfliegen können.

Verwandte Krankheiten:
Hatschie

Behandlungsmöglichkeit:
Aufgrund der filternden Wirkung von Zigarettenrauch den Arbeitsplatz am besten komplett ins Raucherzimmer verlagern

TOUCHSPLEEN

(lat. tangerose collega, dt. Gottschalk-Syndrom)

Beschreibung:
Unsitte, Kollegen permanent mit Berührungen zu »beglücken«

Erscheinungsformen:
Harmlose Form: Schulterklopfen, Oberarme tätscheln, Ellenbogen aneinanderreiben, leichte (!) Stöße in die Rippen
Besorgniserregende Form: Hinterkopf abklatschen, Ober- oder Unterschenkel begrapschen, unzüchtige Berührungen jeglicher Art

Psychologische Betrachtung:
Was vielen gegen den Strich geht, hat laut einschlägigen Studien durchaus produktivitätssteigernde Wirkungen. So will der australische Autor und Körpersprachen-Guru Allan Pease herausgefunden haben, dass kurze Berührungen der Ellenbogen auf wundersame Weise zu einer besseren Zusammenarbeit

zwischen Kollegen führen. Allerdings nur, wenn diese nicht länger als drei Sekunden dauern.
Zu ähnlichen Ergebnissen kam man überdies bei der Columbia University, der Université de Bretagne-Sud, dem Massachusetts Institute of Technology sowie der Harvard University. Kurze Berührungen an »erlaubten Stellen« – so der allgemeine Tenor – beeinflussen das Sozialverhalten positiv und erhöhen die gegenseitige Sympathie.
Allerdings sollte man dabei darauf achten, dass die Hände immer schön warm sind. Das lässt Menschen nämlich vertrauenswürdiger und angenehmer erscheinen – behaupten zumindest die Wissenschaftler Lawrence E. Williams (University of Colorado) und John A. Bargh (Yale University).
Etwas anders sah es hingegen der deutsche Komiker Heinz Erhardt (Realgymnasium Hannover), dem das berühmte Zitat »Das Berühren der Figüren mit den Pfoten ist verboten!« zugeschrieben wird. Kritiker bemängeln jedoch den fehlenden akademischen Anspruch Erhardts und bezeichnen seine Ausführungen zum Thema deshalb als »unqualifizierten Blödsinn«.

Verwandte Krankheiten:
Spanndemie

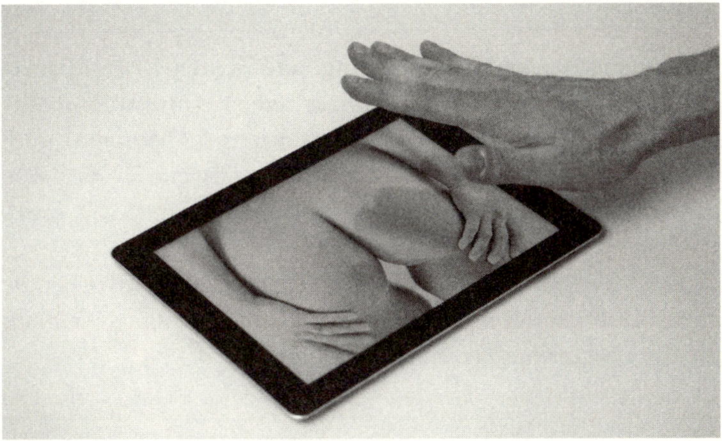

T

Behandlungsmöglichkeit:
Im Zweifelsfall: Flossen weg! Als Alternative hat sich in der Praxis zudem der Einsatz von Smartphones oder Tablet-PCs bewährt.

TRIVIALIE

(lat. logorrhoe stupendiaris)

Beschreibung:
Vom britischen Soziologen Cyril Northcote Parkinson entdeckte Bürokrankheit

Verbreitung:
Tritt bevorzugt in Besprechungen auf.

Symptome:
Zunehmende Ahnungslosigkeit bei steigendem Komplexitätsgrad der Themen. Um ihre Inkompetenz in wichtigen Sachfragen zu verschleiern, melden sich die Erkrankten dafür umso intensiver bei den trivialen Tagesordnungspunkten zu Wort.

Krankheitsverlauf:
Tagesordnungspunkt 1: Anschaffung eines neuen Laser-Plasma-Beschleunigers für den Forschungsbereich (Investitionsvolumen: 10 Millionen Euro, Diskussionsdauer: 1,5 Minuten)
Tagesordnungspunkt 2: Austausch des mittlerweile in die Jahre gekommenen Mailservers (Investitionsvolumen: 2 000 Euro, Diskussionsdauer: 8 Minuten)
Tagesordnungspunkt 3: Verschiebung der Startzeit des wöchentlichen Meetings von 8:30 Uhr auf 8:15 Uhr (Investitionsvolumen: 0 Euro, Diskussionsdauer: 50,5 Minuten)

Verwandte Krankheiten:
Dönekenie, Innerei

Behandlungsmöglichkeit:
Lesen bildet. Ein Blick auf die Homepage des eigenen Arbeitgebers reicht oft schon aus, um grob zu erfahren, was die Firma eigentlich macht.

● ●

TÜRRAHMENSKOLIOSE

(lat. dorsum rhetoricum)

Beschreibung:
Durch regelmäßiges Schräg-im-Türrahmen-Stehen ausgelöste Fehlstellung der Wirbelsäule; umgangssprachlich »Ratsch-Rücken« genannt

Symptome:
Der Flur ist ihr zweites Zuhause, andere Menschen vom Arbeiten abzuhalten ihre Mission. Kaum haben sie ein bemanntes

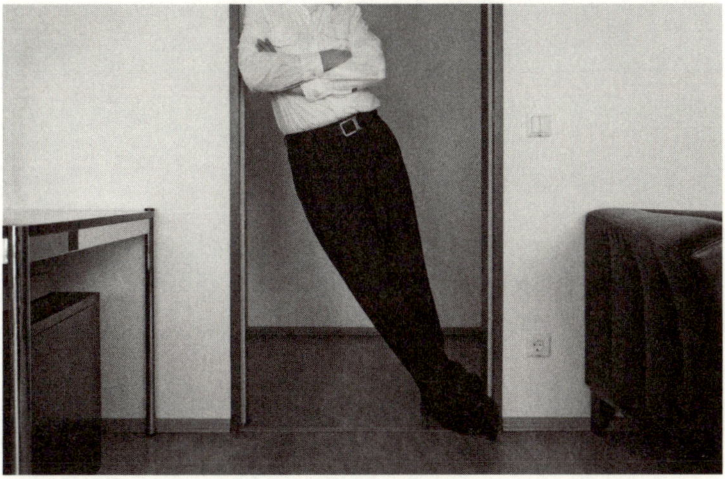

T

Büro entdeckt, stehen die Erkrankten auch schon mit einer Schulter im Türrahmen angelehnt da, überkreuzen Arme und Beine und fixieren den Kollegen mit entschlossenem Blick. Nach einer kurzen, rhetorischen Pause folgt dann meist eine relativ offen gehaltene Frage wie »Uuuuund?« oder »Na?«, mit der sie ihre Bereitschaft zum zwanglosen Gedankenaustausch signalisieren. Nicht selten verbringen die betroffenen Kollegen mehr Zeit an bzw. in geöffneten Türen als auf ihren Schreibtischstühlen.
Psychologen gehen davon aus, dass die Erkrankten mit der schrägen Körperhaltung ihre Opfer unbewusst von einer Flucht vor ihren hinterhältigen Smalltalk-Attacken abhalten wollen. Im fortgeschrittenen Stadium des Leidens dient der Türrahmen jedoch primär als Korrektiv, damit sie aufgrund ihrer mittlerweile extrem gekrümmten Wirbelsäulen nicht aus Versehen zur Seite kippen.

Verwandte Krankheiten:
Bore-out-Syndrom, Entspannungskopfschmerzen

Behandlungsmöglichkeit:
Tür zu!

TYRANNEI

(gr. despotíasis mega, dt. Adolfs-Leiden)

T

Beschreibung:
Glaube, durch besondere Härte und Grausamkeit Mitarbeiter zu Höchstleistungen zu motivieren

Verbreitung:
Tritt überdurchschnittlich oft im Topmanagement auf.

Symptome:
Den »kooperativen Führungsstil« halten die an dieser Bürokrankheit Leidenden ebenso für eine nervige Modeerscheinung wie Demokratie im Allgemeinen bzw. betriebliche Mitbestimmungsrechte durch Betriebsräte im Speziellen. Sie selbst sehen sich stattdessen in der Tradition ihrer großen Vorbilder Napoleon, Dschingis Khan oder Stalin und legen gegenüber ihren Untergebenen entsprechende Verhaltensweisen an den Tag. So brüllen sie sie gerne aus nichtigen Gründen vor versammelter Mannschaft an, demütigen sie durch unsachliche Beleidigungen, setzen ihre persönlichen Feierabendrechte außer Kraft oder kontrollieren heimlich ihre E-Mail-Postfächer.
Dass sie sich in regelmäßigen Abständen aus der Portokasse bereichern und Mitarbeiterbefragungen zu ihren Gunsten fälschen, halten die Möchtegern-Diktatoren aufgrund ihrer unermesslichen Verdienste für das Unternehmen (z. B. durch die Optimierung des Betriebsklimas) für mehr als gerechtfertigt.
Trotz alledem haben die Erkrankten aber auch eine gütige Seite. So predigen sie etwa in sanftem Tonfall, dass Fehler jederzeit passieren dürfen – nur müsse man eben damit rechnen, infolgedessen fristlos entlassen zu werden.

Verwandte Krankheiten:
Cholerie, Absolutismus

Behandlungsmöglichkeit:
Gibt es (siehe Französische Revolution, Berliner Mauerfall, Arabischer Frühling etc.).

ÜBERSTUNDUNG

(lat. laborose in extremum, engl. german syndrome)

Beschreibung:

Pathologischer Verzicht auf Freizeit; häufig verbunden mit meterhohen Bergen von Arbeit, strengen Vorgesetzten und extremer Gutmütigkeit

Diagnose:

Von »Überstundung« im klassischen Sinn wird insbesondere dann gesprochen, wenn die Anzahl an wöchentlichen Überstunden die tariflich festgelegte Wochenarbeitszeit regelmäßig übersteigt.

Verbreitung:

Gemäß einer Erhebung des Statistischen Bundesamts aus dem Jahr 2010 arbeiten 4,3% aller Arbeitnehmer in Deutschland mehr als sechzig Stunden pro Woche. Tendenz dramatisch steigend.

Erscheinungsformen:

Leichte Form: Die Anzahl der angesammelten Überstunden bewegt sich im hohen dreistelligen Bereich. Mit etwas Glück dürfen die Erkrankten demnächst ein paar davon abbauen und bereits um 17:00 Uhr in Richtung Feierabend entschwinden – damit sie ihre Kinder vor dem Schlafengehen wenigstens einmal im Quartal kurz zu Gesicht bekommen.

Mittlere Form: Dürften die Erkrankten ihre komplette Überzeit am Stück abfeiern, könnten sie eigentlich heute schon in Rente gehen. Schade nur, dass sie noch schlappe zwanzig Berufsjahre vor sich haben. Ihren Nachwuchs kennen die Betroffenen nur noch von Bildern oder kurzen Telefongesprächen.

Schwere Form: Die Erkrankten haben einen außertariflichen Arbeitsvertrag ohne Zeiterfassung, mit dem alle Überstunden automatisch abgegolten sind (umgangssprachlich auch »Versklavungskontrakt« genannt). Oftmals leben die Betroffenen von ihren Partnern getrennt (zum Beispiel im Büro) und werden von ihren Kindern »Onkel« bzw. »Tante« genannt.

Verwandte Krankheiten:
Arbeit, Negationsinsuffizienz, Sturlaub

Behandlungsmöglichkeit:
Feierabend – und zwar rechtzeitig!

VERBALER DURCHFALL

(gr. logorrhoe)

Beschreibung:
Lautstarkes Austreten von Hirnfürzen *(lat. cerebrum peditum)*

Verbreitung:
Überdurchschnittlich oft tritt die Krankheit während Besprechungen und Konferenzen zu Tage.

Diagnose:
Um verbalen Durchfall im Verdachtsfall zweifelsfrei nachweisen zu können, benötigen Sie die Mithilfe eines weiteren Kollegen. Fragen Sie diesen einfach, ob er das eben vom potenziell Erkrankten Gesagte noch einmal inhaltlich für Sie zusammenfassen kann. Zuckt der Gehilfe dabei mit ratlosem Gesichtsausdruck die Schultern, gilt die Krankheit mit an Sicherheit grenzender Wahrscheinlichkeit als diagnostiziert. Schafft er es tatsächlich, haben Sie es womöglich mit einer Epidemie zu tun.

Verbreitung:
Verbaler Durchfall gehört – über alle Hierarchieebenen hinweg – zu den am weitesten verbreiteten Bürokrankheiten.

Verwandte Krankheiten:
Denglizismus, Floskelei, Schlipsoxie

Nicht zu verwechseln mit:
Fachidiotie

Behandlungsmöglichkeit:
Keine

VERTRETERIE

(gr. cháos totalis)

Beschreibung:
Allgemeine Verwirrung, wer für was zuständig ist

Verbreitung:
Tritt bevorzugt in den Sommermonaten sowie rund um Weihnachten auf.

Symptome:
Von: Beate Hampel (Leiterin Marketing)
An: Alle Mitarbeiter

Betreff: Urlaub im Marketing

Liebes Kollegium!
Die Ferienzeit geht leider auch am Marketing wieder einmal nicht spurlos vorüber. Nichtsdestotrotz bleibt der reibungslose Ablauf in unserem Bereich natürlich jederzeit gewährleistet.
Damit Sie stets im Bilde sind, wen Sie wann womit belästigen können, anbei unsere diesjährige Vertreterregelung im Überblick:

- *Die Aufgaben von Herrn Bierbaum, der mit seiner Gemahlin auf die Philippinen zu entfliehen gedenkt, übernimmt in den Kalenderwochen 32 bis 35 Frau Ilka Mosbach. Allerdings nur von 8:30 Uhr bis 12 Uhr, da uns Frau Mosbach im August lediglich halbtags zur Verfügung steht (außer mittwochs, da ist sie gar nicht im Haus).*
- *Stellvertretend für Frau Mosbach (und somit auch für Herrn Bierbaum) unterstützt Sie dafür Frau Beate Blocker nachmittags (außer mittwochs) sowie am Mittwochvormittag mit Rat und Tat. Mittwochnachmittags nimmt dann – bis zum Beginn ihrer Ferien am 16. August – Frau Irene Schwenk Frau Mosbachs und Herrn Bierbaums Aufgaben wahr.*
- *Vom 16. bis zum 27. August werden Frau Schwenk, Frau*

V

Mosbach und Herr Bierbaum mittwochnachmittags von Herrn Dieter Klein vertreten. Anschließend kümmert sich Frau Blocker bis zu ihrem eigenen Urlaub (Mitte KW 34; zehn Tage Bayrischer Wald) um die Themen von Frau Schwenk, Herrn Klein, Herrn Bierbaum und Herrn Sommer (der ab dem 23. ebenfalls weg ist) sowie nachmittags und mittwochs natürlich auch um die von Frau Mosbach.

- *Ab dem 25. August vertritt Frau Mosbach die Kollegen Bierbaum, Klein und Sommer sowie Frau Schwenk und Frau Blocker komplett. Zumindest montags, dienstags, donnerstags und freitags von 8:30 Uhr bis 12 Uhr. Nachmittags und mittwochs nimmt dann unser Praktikant Ihre Anfragen entgegen (falls er sich bis dahin wieder von seinen kulturellen Eindrücken in El Arenal erholt haben sollte).*

Sie sehen: Wir sind immer für Sie da – selbst wenn wir weg sind!
Eine schöne Urlaubszeit wünscht
B. Hampel (Leiterin Marketing)

Verwandte Krankheiten:
Schnappstuss, Sturlaub

Behandlungsmöglichkeit:
Leider steht Ihnen unser Betriebsarzt erst wieder ab KW 39 zur Verfügung …

● ●

VITAMIN-B-MANGEL

(lat. disconnexie, dt. Außenseiterkrankheit)

Beschreibung:
Chronische Kontakt- und Beziehungsarmut, auch »Mauerblümchen-Syndrom« genannt

Symptome:

Das auffälligste Merkmal des Erkrankten ist seine latente Unauffälligkeit. Gelegentlich kommt es sogar vor, dass er selbst von Kollegen, die mit ihm das Büro teilen, nicht wahrgenommen wird – vom eigenen Vorgesetzten einmal ganz zu schweigen. Dementsprechend geht er bei Beförderungsrunden stets leer aus, erhält bestenfalls die tariflichen Gehaltserhöhungen und bekleidet sein ganzes Arbeitsleben lang ein und dieselbe Sachbearbeiterstelle.

Aufgrund seiner über die Jahre hinweg hart antrainierten emotionalen und sozialen Inkompetenz hat er sowohl innerhalb als auch außerhalb des Unternehmens nur wenig Kontakt zu seinen Mitmenschen – was unter anderem die geringe Anzahl von »Freunden« in virtuellen Netzwerken sowie das äußerst überschaubare E-Mail- und Anrufaufkommen erklärt.

In schwereren Fällen ist es durchaus möglich, dass das elektronische Postfach des Erkrankten von der Haustechnik versehentlich gelöscht oder sein Telefon abmontiert wird, ohne dass es irgendjemandem auffällt.

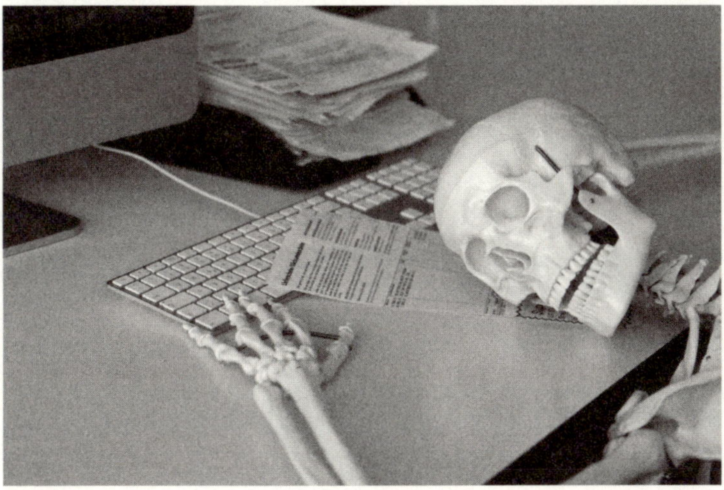

V

Ursachen:
Oftmals zeichnet sich der Vitamin-B-Mangel bereits in der Kindheit ab. So wurden die Betroffenen nie zu Kindergeburtstagen eingeladen, bei Klassenfahrten an der Bushaltestelle vergessen und im Sportunterricht – wenn überhaupt – als letzte gewählt. Traumatische Erlebnisse, die ein Leben lang an ihnen nagen.

Verwandte Krankheiten:
Duckmäusertum, Mitleids-Defizit-Syndrom, Monologie

Behandlungsmöglichkeit:
Selbstvertrauen, Networking

WIN-WIN-SYNDROM

(engl. black knight disease)

Beschreibung:

Unfähigkeit, offenkundige Niederlagen einzugestehen

Herkunft der angelsächsischen Bezeichnung:

Der englische Name dieser Krankheit lehnt sich an den unerbittlichen Schwertkampf des schwarzen Ritters gegen König Artus im Monty-Python-Klassiker »Die Ritter der Kokosnuss« an. Obwohl der schwarze Ritter am Ende sämtlicher Gliedmaßen beraubt ist, versucht er dennoch, sich mit Artus auf ein Unentschieden zu einigen.

Symptome:

Am Win-win-Syndrom leidende Menschen sind die schwarzen Ritter der Neuzeit. Obwohl sie gerade zum wiederholten Mal bei einer Gehaltserhöhungsrunde übergangen oder frisch vom Abteilungsleiter zur Arbeitsbiene degradiert wurden, laufen sie freudestrahlend über die Gänge und faseln wirre Dinge wie: »Der Neumann hat den Abteilungsleiterposten verdient, und ich freue mich auf ruhigere Tage als Sachbearbeiter. Eine klassische Win-win-Situation.«

Häufig überträgt sich diese Verhaltensweise auch in den privaten Bereich. Zum Beispiel, wenn die Ehefrau dem Erkrankten am Abend mitteilt, dass sie nichts mehr mit »so einem Loser« zu tun haben möchte und fortan zu ihrem Liebhaber zieht.

Verwandte Krankheiten:

Schönrederei

Behandlungsmöglichkeit:

Abwechselnde Dauerbeschallung mit ABBA (»The winner takes it all«) und Stephan Remmler (»Einer ist *immer* der Loser«)

WIRUS-INFEKT

(lat. horrorificose)

Beschreibung:

Suggerieren von gleicher Augenhöhe durch exzessives Anreden in der 1. Person Plural

Verbreitung:

Stark ausgeprägt bei Kollegen mit Personalverantwortung.

Symptome:

Das Verhältnis zwischen Mitarbeiter und Chef beruht für den an dieser Bürokrankheit Leidenden auf dem Prinzip der Unterordnung. Trotz seiner (vermeintlichen) Überlegenheit versucht er aus Motivationsgründen dennoch, den Untergebenen in regelmäßigen Abständen ein gewisses Gefühl von Gleichwertigkeit zu vermitteln – insbesondere durch die inflationäre Verwendung der Anredeform »wir«: »Sind wir schon wach?«, »Was haben wir denn da wieder für einen Schwachsinn fabriziert?«, »Jetzt holen wir uns mal schön in der Personalabteilung unsere Abmahnung ab!«, um nur einige Beispiele zu nennen.

Selbstredend bezieht der Erkrankte das Gesagte dabei lediglich auf den Angesprochenen – er selbst würde sich schließlich niemals mit solchen dahergelaufenen Versagern auf eine Stufe stellen.

Als Dank für sein sprachliches Entgegenkommen verlangt der Infizierte in schwereren Fällen der Krankheit zudem entsprechende Opfer von seinen Mitarbeitern. Zum Beispiel, dass sie ihn im Gegenzug im Pluralis Majestatis ansprechen.

Verwandte Krankheiten:

Dumenz, Lorbeerismus

Behandlungsmöglichkeit:

Zweite Person (wahlweise Singular oder Plural)

WOCHENENDTKRÄFTUNG

(engl. holiday blues)

Beschreibung:

Zusammenbruch des biologischen Abwehrsystems durch überhastetes Entspannen

Verbreitung:

Tritt bevorzugt kurz vor oder während arbeitsfreien Phasen auf.

Symptome:

Kaum legen die Betroffenen am späten Freitagnachmittag nach einer höllisch turbulenten Bürowoche die Füße nach oben, gönnt sich das bereits seit Längerem angeschlagene Immunsystem ebenfalls eine kleine Ruhepause. Die Folgen: Statt mit der Familie oder mit Freunden an die Nordsee oder in den Biergarten nebenan zu entschwinden, verbringen die (ausnahmsweise buchstäblich) Erkrankten das komplette Wochenende mit stark erhöhter Temperatur und Gliederschmerzen im heimischen Bett, trinken abgestandenen Kamillentee und pum-

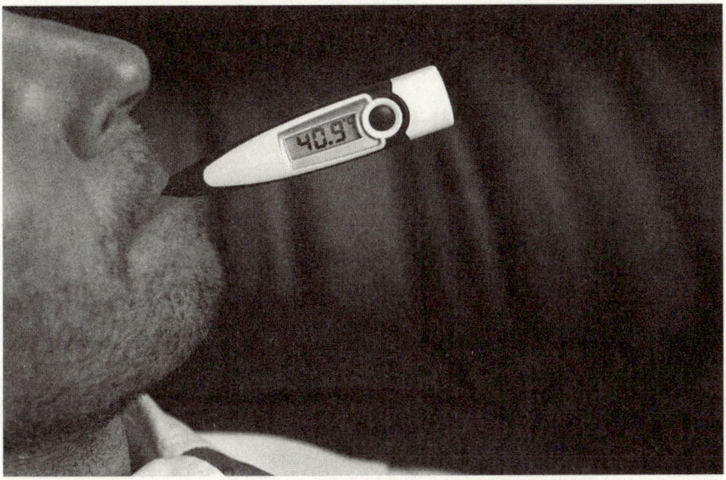

W

pen sich – zwischen fiebrigen Albträumen vom Büro oder den Kollegen – mit Schmerzmitteln bzw. schleimlösenden Medikamenten voll. Diese schlagen auch tatsächlich an – jedoch leider erst am frühen Sonntagabend.

Zwar fühlen sich die Betroffenen tags darauf noch ein wenig schlapp, aber immerhin gesund genug, um einer peinlichen Montagskrankschreibung zu entgehen. Dem geschundenen Immunsystem kann's egal sein – das nächste Wochenende kommt schließlich bestimmt.

Verwandte Krankheiten:
Hatschie, Montagsdepression

Behandlungsmöglichkeit:
Stärkung der Abwehrkräfte durch regelmäßige Pausen an der frischen Luft! Der menschliche Körper schafft es eh nicht, sich länger als siebzig Minuten am Stück zu konzentrieren, auch wenn mancher unwissende Vorgesetzte das Gegenteil behauptet.

W

ZUFRIEDENHEIT

(gr. utopia)

Beschreibung:

Nichts zu meckern, nichts zu mäkeln. Die Arbeitswelt ist bunt und granatenstark!

Symptome:

Beim Betreten des Firmengebäudes werden die Betroffenen von unbändigen Glücksgefühlen übermannt. Sie freuen sich sowohl auf das Wiedersehen mit den netten Kollegen als auch darauf, endlich die anstehenden sinnvollen Aufgaben des Tages mithilfe der tadellos funktionierenden Bürotechnik in Angriff nehmen zu dürfen. Das Kantinenessen schmeckt, Besprechungen sind effizient, und ihr Chef überschüttet sie förmlich mit Lob für die geleisteten Dienste. Im Büro duftet es nach Lavendel und Rosenblüten. Schade, dass bald schon wieder Feierabend ist …

Verwandte Krankheiten:

Keine

Behandlungsmöglichkeit:

Sie fühlen sich tatsächlich angesprochen? Sie sind in ihrem Büroalltag durch und durch zufrieden und strotzen förmlich vor Liebe und Freude für die Arbeit und Ihre Kollegen? Dann lesen Sie dieses Buch bitte noch einmal ganz genau durch!

Allen anderen gilt hingegen mein persönlicher Glückwunsch für so viel Realismus und gelassene Akzeptanz: Schließlich sind es gerade die kleinen und mittelgroßen Aufreger des anstehenden Arbeitstages, die uns jeden Morgen dazu antreiben, das eigentliche Leben acht Stunden lang für mehr oder weniger sinnlose Tätigkeiten zu unterbrechen. Wäre es nicht verdammt langweilig, dabei plötzlich auf gemeinsame Lästereien, irrsinnige Prozesse oder zwischenmenschliche Unzulänglichkeiten im kollegialen Umfeld verzichten zu müssen – von den unbändigen

Glücksgefühlen beim Verlassen des Firmengebäudes nach Feierabend einmal ganz zu schweigen? Und selbst dem obligatorischen Stau auf dem Nachhauseweg lässt sich mit wenig Mühe etwas Positives abgewinnen: die tröstliche Gewissheit, dass es Millionen anderen Menschen genauso geht wie Ihnen …

ZWECKENBISS

(engl. near-death experience)

Beschreibung:
Durch spitzes Büroequipment hervorgerufene Handverletzung.

Verbreitung:
Tritt häufig beim Festpinnen von beschriebenen, bunten Kärtchen an Metaplanwänden auf. In seltenen Fällen auch beim ungeschickten Hantieren mit Büro- oder Heftklammern.

Symptome:
Je nach Tiefe des Einstichs reicht die Bandbreite möglicher Symptome von einem kleinen Kratzer an der Hautoberfläche bis hin zu dramatischen Blutverlusten im hohen, einstelligen Nanoliter-Bereich. Insbesondere bei männlichen Kollegen drohen infolgedessen regelmäßig Ohnmachtsanfälle und Kreislaufzusammenbrüche.
Häufig berichten die Betroffenen nach ihrem Erwachen von einem Tunnel, an dessen Ende sie einen schwachen Lichtkegel wahrgenommen haben wollen …

Verwandte Krankheiten:
Brainstorming

Behandlungsmöglichkeit:
Bärchenpflaster

SCHLUSSWORT

Die letzten Seiten gehören all denen, ohne die es die ***Bürokrankheiten*** in der vorliegenden Form mit Sicherheit nie gegeben hätte:

Holger »Charlie« Kuntze, Geburtshelfer der Idee. Motivator, Zweifelbeseitiger und Retter in der Not – selbst während sportlicher Großereignisse oder TV-Events von nationalem Interesse.

Dem gesamten Team von Bastei Lübbe. Allen voran Sabine Niemeier und Ann-Kathrin Schwarz. Die nächste Runde Kölsch geht auf mich!

Anne Kunz, die selbst aus der vermeintlich unmöglichsten Idee noch ein Foto zauberte, das die kühnsten Erwartungen locker um (Blitz-)Lichtjahre übertraf.

Der Agentur Dahm & Freunde GmbH in Bonn, die die Räumlichkeiten für das Fotoshooting zur Verfügung stellte.

Martina Lauterbach, geduldige Testleserin, Extremitätenmodel und Rückhalt in sämtlichen Lebenslagen.

Allen Freunden und Bekannten, die mich mit ihren Anekdoten aus dem Arbeitsalltag – bewusst oder unbewusst – immer wieder zu neuen Krankheitsbildern inspirierten (zur Sicherung ihrer Arbeitsplätze sieht der Autor an dieser Stelle bewusst von der Nennung konkreter Namen ab).

Meiner Familie.

Allen sei hiermit nochmals herzlich gedankt!

Feierabend.